TTS新書

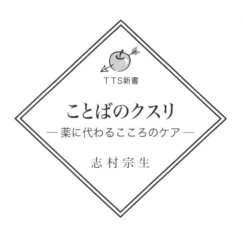

ことばのクスリ

―薬に代わるこころのケア―

志村宗生

東京図書出版

はじめに

この本は、〝こころの領域〟に関連することがらについての悩みや問題を抱えている人たち、そのため、精神科や心療内科に通院することを必要としているような人たちに向けて書かれたものである。

通常、そのような人たちには、心理的カウンセリングや薬の処方といったものが、悩みや問題の解決策として提供される。だが、その利用上の難点や薬の副作用など、第1章で述べるように、それらはいくつかの問題点を抱えている。残念なことではあるが、それが現状である。

著者は、精神科医として、長年、臨床に携わってきた。その間、幾多の患者と出会い、彼（女）らの問題に身近で接し、その解決策を共に模索してきたと自負している。そのような臨床医としての経験をもとに、こころの問題に苦しむ人たちに対してもっとも寄り添った形で、その人たちが最大の利益を得られるような、さまざまな提言や情報提供を試みたいと考えている。それがこの本の趣旨である。

ぜひ、ご一読いただき、自らの人生の糧にしていただければ幸いと考えている。この本の概要が知りたければ、〝第1章〟を通読すれば明らかとなるはずである。

ちなみに、この本は、こころの問題をもつ人たちだけでなく、彼（女）らを身近で〝支える人たち〟、また、こころにかかわる仕事に従事する人たちにも役立つものだと考えている。是非、ご利用いただきたい。

ことばのクスリ

―薬に代わるこころのケア―

【目次】

第1章

序

1 精神科医療の混迷

精神科への受診が必要となった時、人々が受診をためらう理由の一つは、精神科の薬を飲み始めたら、一生それを飲み続けなければならなくなる、といった懸念ではないだろうか。事実、来院時にそういった不安を口にする患者は少なくない。患者同士のコミュニケーションサイトでも、そのことがしばしば話題となっている。さらには、精神科の薬物治療の実態を批判する本は、それなりに売れているようだ。確かに、現在の精神科における治療は、薬物療法が主体となっており、外来通院をしている人たちの多くには薬が処方されている。その中には、多

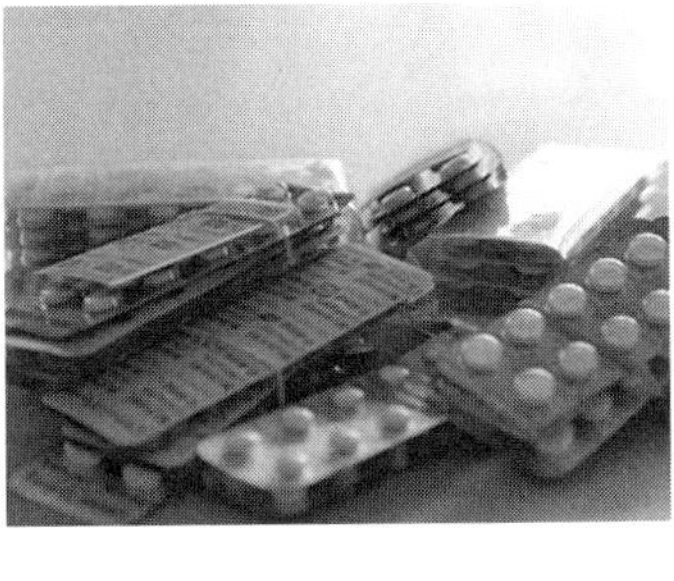

種・多量の薬が処方されていたり、状態がよくならないまま漫然と薬が使われていたり、軽症にもかかわらず長年にわたって薬が処方されていたりするケースもある。

後に、第2章の「11クスリのはなし」の項の中で詳しく述べることだが、このような現状をもたらした要因の一つは、精神科領域の疾患への診断のつけ方が不確かで、あいまいなことにある。内科などの診療科と異なり、精神科においては、病気の〝原因〟というものが必ずしもいまだ明らかにされていない。また、確実に診断ができるような〝検査法〟もないのが現状である。現在、精神疾患の診断は、主に、その〝症状〟のみによってなされており、たとえば、「意欲がない、集中力に欠ける、ものごとに興味が持てない、気分が憂うつである」といった、うつ症状が見られるものには、すべて〝うつ病〟といった診立てがなされる。だが、〝うつ〟という状態は、ヒトの示す、一つの心の反応や状態(症候群)であって、必ずしも、特定の病気にのみあるものではない。

そのような診断に基づき、それに〝適応〟とされる薬が処方されることになるので、ケースによっては不適切な薬の使い方も生まれてきてしまう。また、現行の一般的な診断や治療のやり方に従い診療を行っている精神科医の中には、その真面目さゆえに、〝五里霧中〟の中、手さぐりで治療を行っている人たちもいる。その結果、それぞれの精神科医がまちまちな薬の使い方をするといったことが、精神科の医療の現場では普通に起こっているのである。

さらに、精神科で薬が過剰に使われがちなのは、現在の健康保険制度にも一因があると思われる。というのも、精神療法に対する報酬が低く抑えられており、ある程度の収入を得るには、一定の診療時間内にある程度の数の患者を診なければならない。結果、患者一人にかける時間は制約されがちであり、時間を要する診療というものが難しいといった現状がある。「すぐに症状をなくしたい」といった患者自身の要望に沿おうとすることと相まって、勢い、〝**症状を薬でコントロールする**〟といった安直な方法が選ばれてしまいがちとなる。この点については、著者にも反省すべきところはあると考えている。

2 精神療法的なかかわりの重要性と、その実情

精神科の治療の中で、薬以外のものとして代表的なものが〝精神療法〟、または、〝心理療法〟と呼ばれているものである。そのような精神療法的なかかわりが必要とされるのは、適切に治療を進める上で、薬による治療のみでは限界があるからである。というのも、そ

もそも症状が表れた時、その背景にある精神的なストレスを緩和したり、患者のもつものの見方や考え方、日々の生活のやり方を変える試みをしたりしないと、それは治療として十分なものとは言えないからだ。逆に、精神療法的な働きかけを適切に行えば、薬の使用量を減らしたり、薬をやめたりすることに役立つ。ケースによっては、薬を使わず、心理療法のみにて治療することも可能である。このように、精神療法的な働きかけが精神科の治療を行う上で大切なものであるのだが、現実的には、いくつかの問題点がある。たとえば、本格的な精神療法に熟達した精神科医が少なく、精神科医の個々人が〝自己流〟の精神療法的なかかわりを行っているといった現状がある。

一時、隆盛を極めた精神分析療法をはじめとする、精神療法的なアプローチは、その有効性や治療的な効率について疑問が投げかけられ、特に、精神科医の世界では、それを学ぶものが少なくなっている。それに伴い、精神科医の教育の場である大学の精神科教室で、精神療法的なアプローチを教えたり、学んだりする人たちも減ってしまった。そのた

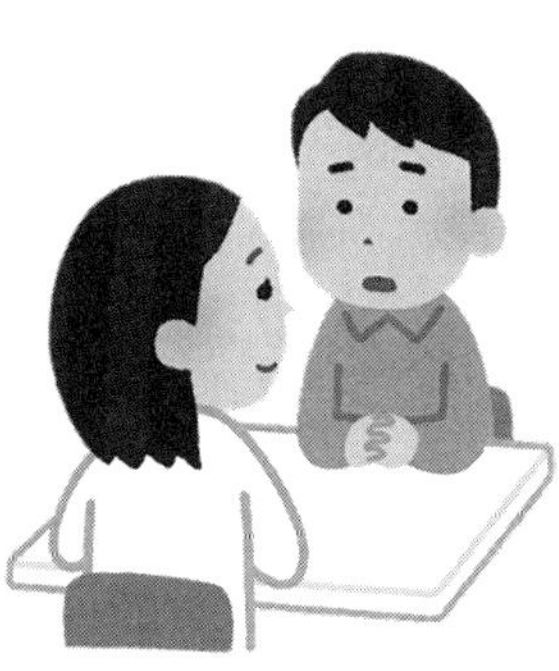

め、臨床の場で精神療法的なかかわりをする臨床医もさらに減る一方である。

現在、精神科・心療内科において有効な精神療法として認められているものに、「認知行動療法」と呼ばれる精神療法がある。それは、現在、健康保険を利用して治療を受けることも可能なものである。ただ、認知行動療法を行う精神科医や臨床心理士の数は少なく、すぐに、誰でも、また、あまり費用をかけずに、その治療法を受けることができないのが現状である。また、あらゆる治療に当てはまることではあるが、初心者が参考書や入門書を見て、その通りに治療を行ったとしても、治療の効果は極めて限定的である。十分に効果のある治療を行うには、やはり、治療者の〝資質〟と〝熟練〟を必要とする。

3 賢いユーザーとなるために

このように、精神科における診断や治療というものが、やや混沌とした状態の中にあるという現状においては、そのすべてを精神科の医師に委ねるという行為は、患者にとって〝リスク〟を伴うことであると言わざるを得ない。精神科的な病気は、自らの人生や命にもかかわる事柄なので、本来は、専門家である医師と患者が互いを信頼し、協力してことに当たるべきものである。それが必ずしもできないという現状は、同じ精神科医である著者としてはとても残念でもあり、情けないと思わざるを得ないものである。

この本の目的は、精神科医療の現状を踏まえ、患者が精神科医にすべてを頼り切ることなく、**可能な限り自らの〝力〟、つまりは、自らの〝知恵と努力〟で、病を克服するのに必要な、知識や情報を提供することである**。一言で言えば、患者がより**〝賢いユーザー〟**、**〝賢い消費者〟**になることを手助けする目的で書かれた本である。決して、専門家向けのものではない。さらに言えば、著者は、精神疾患を含め、すべての病気に対し、自らの健康は自らで守ることを〝基本〟とすべきであると考えている。そして、どうしても自らではわからないことやできないことについてのみ、その道の専門家に援助を求めることが望ましいのではないかと考える。

〝賢いユーザーになる〟と言っても、そのために専門的な知識を学ばなければならないわけではない。この本では、ほとんど専門用語は使用されておらず、一般の方々でも理解できるような、日常で使われているわかりやすい言葉で語られている。ぜひ、気楽な気持ちで、読み進んでいただきたい。

4 〝説き語り〟心理療法

ところで、精神科ユーザーや一般向けに書かれたこの本の、第2章の中身は、一種の精神療法的な働きかけである。それは短めの〝**講話**〟であり、基本的には、著者から読者へ一方向的に語り説くといった形式となっている。

この講話形式の精神療法的働きかけには、いくつかの利点や優れた点がある。第一には、著者が診療の中で患者に対して実際に使っている言葉なので、専門用語ではなく、わかりやすい言葉のみで述べられている。第二に、この章の内容は、長年にわたる、多くの患者とのやり取りを通して生まれてきたものである。また、著者の診ている患者からのフィードバックを取り入れたものでもある。その結果、言葉として十分練れたものとなっている。だから、一般の方も納得しやすいものとなっている。第三に、多少とも、患者が興味を持てたり、印象に残りやすくするため、ことわざを利用したり、物語や逸話などを引用したりしている。

ちなみに、著者が、診療の中で、このような講話を行う時期としては、第一に、症状がほぼ改善され、患者の精神状態も安定した時であり、第二に、多少とも患者が診療や治療者に打ち解け、信頼を寄せてきたような時期である。もちろん、その講話と関連する話題が患者の方から出された時が絶好のタイミングである。とにかく、機が熟すまでは焦らないことを心がけている。また、説教のように、一方的に押しつけるものでなく、患者からのフィードバックにも十分耳を傾けながら、話の内容を柔軟に微調整していくことにも十分留意している。

5 性格を知ることの重要さ

この本の中で取り上げたい、もう一つの話題は〝性格〟についてである。ところで、性格とは、「感じ方、考え方、行動のしかたなどに表れる、その人固有の性向」（『精選版日本国語大辞典』小学館）であり、「その人に固有の感情・意思の傾向」（「デジタル大辞泉」小学館）のことを言う。つまり、ある特定の〝性格〟の人たちは、似たようなものの見方や考え方やふるまい方をする傾向がみられるということである。だから、**自らの性格がわかれば、〝自分〟というものがより深く理解できることになる**。著者は、長年の臨床経験から、患者たちの中に、いくつかの考えやふるまいの共通項を見つけ出し、それを性格の

〝型〟として類型化する試みをしてきた。

その結果、著者の見出した性格類型とは、**ヒステリー型性格、強迫型性格、回避型性格、統合失調型素因、パニック型性格、境界型性格、双極型性格、妄想型性格**の八つである。最初の六つの性格の型については、すでに出版した本の中で紹介をした[1]。

ところで、これから述べるような、患者の性格の型を分け、その型の特徴を明らかにするといった作業が有用であると考えるのは、治療とのかかわりが極めて強いからである。第一には、精神療法とのかかわりである。つまり、こころの病の症状がそれをもつ人たちの性格傾向と大いにかかわっているので、その人たちは、自らの特徴的な考え方や行動について十分理解し、それを修正することによって症状を軽減したり再発を予防したりすることができる。第二に、薬物療法とのかかわりである。つまり、ある性格傾向の人たちには、ある種の薬物が有効であり、また副作用も少ない。後で詳しく述べるが、たとえば、仕事や家事で過剰に神経を使いがちで、人に気を使うなどの気働きの多いヒステリー型性格の人たちには、興奮を下げるための、少量の、ある種の精神安定剤が有効である。一方、基本的に〝ビビリ〟で、心配性である強迫型性格の人たちには、気が大きくなり、不安や恐怖が抑えられるといった効果を持つ、ある種の抗うつ薬が有効である。また、彼（女）

らには、その薬の服用でよく見られる吐き気や胃のもたれなどの副作用も起こりにくい。

最後に、第3章で述べる性格の型の諸特徴についてであるが、それらは、一般の人たちが、自らにその傾向があるのか否かを自ら理解し、判断できるような言葉で述べられている。つまり、平易であるだけでなく、人々の体験や実感に近い言葉で表されている。専門家の研究のための用語というよりは、自らが性格診断をするための〝**チェックリスト**〟として利用できるようなものである。

【参考文献】

1）志村宗生『性格と精神疾患―性格類型による診立てと治療―』金剛出版、２０１５年

第２章

説き語りによる心理療法

1 是非に及ばず

⑴ 本能寺の変

１５８２年６月21日の未明、明智光秀率いる軍勢は、主君である織田信長の宿泊する京都本能寺を急襲する。光秀による予期せぬ謀反である。外の騒がしさに気づき、近習の者から光秀の謀反を知らされた時、信長が発したとされる有名な一言が、「是非に及ばず」という言葉である。ちなみに、この後、信長は弓や槍で抵抗し、「もうこれまで」と悟ると、寺に火を放ち、自刃して果てる。

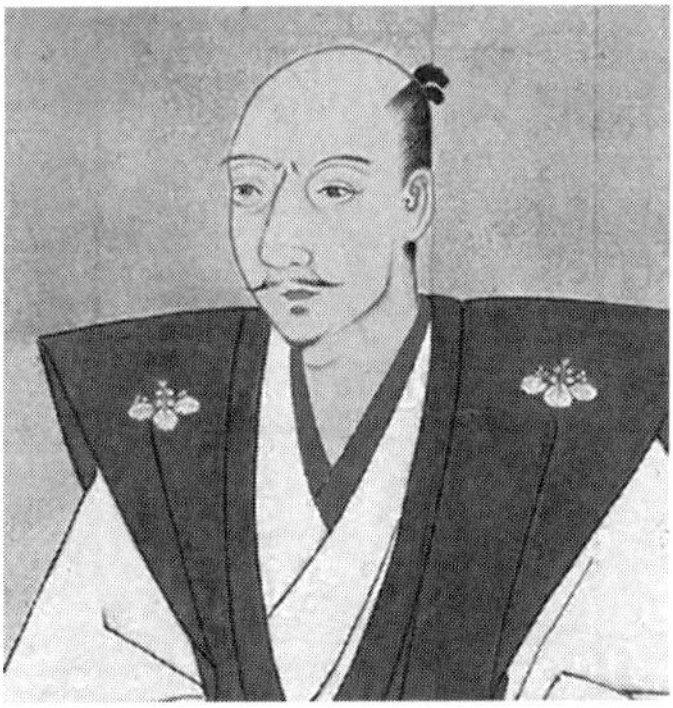

豊田市の長興寺所蔵「紙本著色織田信長像」の部分図

この時の一言は、後の書物である『信長公記』に書かれているが、果たしてこのようなことを信長が言ったのか、ことの真偽は不明である。また、その言葉の意味について、解釈の分かれるところでもある。

それはさておき、その言葉の辞書的な意味としては、「当否や善悪をあれこれ論じるまでもなく、そうするしかない。どうしようもない。仕方がない。やむを得ない」（「デジタル大辞泉」）といったものである。

戦国時代の武将というものは常に死と隣り合わせで生きているので、信長も、その状況で即、そのような心境になれたのか。また、光秀は戦略に秀でた名将であり、その光秀の大軍に不意に攻められ、味方は少数となれば、その場を逃れる手立てはないと考えたのか。信長は、性格的に見て、もともと、ものごとを合理的に考える傾向があり、また、一旦、決断すると揺るがない性格だったのか。いずれにせよ、その一言は、〝ことここに至っては、じたばたしても仕方なく、ただ、その状況で自分のできることをするしかない〟といった意味だと理解するのが自然ではないかと思われる。

信長のように、謀反により命を奪われるといったほどのことではなくとも、予期しない病気やけが、事故や事件、トラブルや災害などに遭遇することなく、人生を終えることのできる幸運な人は、ほんの一握りの人たちであろう。多くの人は、そのような状況に少なからず直面し、そのため、強いショックを受けたり、狼狽したり、自分の非運を嘆いたり、自分の運命を恨んだり、落ち込んだり、何とかならないものかと焦ったりすることであろう。

(2) 予期しない出来事

このように、予期しない〝災難〟に見舞われた時、〝じたばた〟してしまうのは、人としては、ある程度やむを得ないことではある。人は、〝頭〟ではそれが現実だと分かっていても、〝心〟がそれを受け入れるのに、〝時間〟という薬が必要であるからである。たぶん多くの人たちは、初めはじたばたしたとしても、時間をかけながらゆっくりと、自分の望んでいない〝現実〟を受け入れていくのだろう。ただ、それに達するのにどれくらいの時間を要するのかは、個人差があると考える。

ただ、〝じたばた〟している間の時間や〝じたばた〟するこ

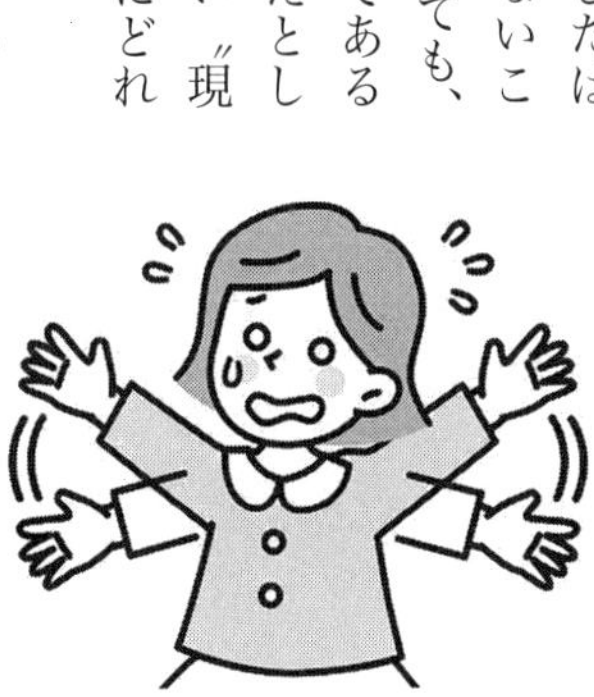

とで費やされるエネルギーは、多くの場合、ほとんど〝無駄〟である。つまり、非運や不幸を嘆いたり、その原因をあれこれ探索したり、それを招いたものに腹を立てたり、それがなくなればいいと願ったりすることで、〝現実〟が多少でも好ましい方向に変わるようなことはない。そうしている間にも、災《ワザワイ》という現実は、その人を置き去りにして、先へと進んでいくものである。

だから、災といった現実に直面して、できるだけ早く冷静さを取り戻し、それへの対処法や対策を考え、粛々とそれを実行に移すことが、災による打撃をより少なくしたり、災そのものを解消したりするのに必要なのである。

ちなみに、災難による心労に加え、〝じたばた〟することによって、新たな精神的不調をも生み出してしまう。つまり、精神的に落ち込んだり、ストレスによる動悸や息苦しさなどの身体症状が生じたりしてしまうのである。

さらに、災難による狼狽をまわりの人たちにも拡散してしまえば、まわりの人たちに見苦しい姿を曝したり、情緒の不安定さをまき散らしたり、過度に依存したりすることで、その人たちに迷惑をかけることにもなるだろう。

皆さんが非運や不幸などの苦難に遭遇した時には、〝是非に及ばず〟といった言葉を思い起こしていただきたい。そして、その言葉を〝唱える〟ことができたなら、気持ちが切り替わり、不幸による苦痛は軽減され、冷静さを取り戻し、より合理的な問題解決が可能となるはずである。

最後に、もう一度、**〝是非に及ばず〟**をこころに留めておくように。

2 天網恢恢、疎にして漏らさず

(1) 子ども時代のいじめ

小学校高学年から中学に掛けての年頃の児童・生徒たちは、いわゆる、〝思春期〟といった時期に属する子どもたちである。それまではまわりの生徒たちに対して、個人的にあまり関心を持たなかった子どもたちが、特に異性を意識するようになる。本格的に性的な欲求が目覚め始める時期なのである。だが、性的欲求だけでなく、この頃の男子の児童・生徒において学校での暴力行為に明らかな増加が見られるなど、**攻撃性**も高まる時

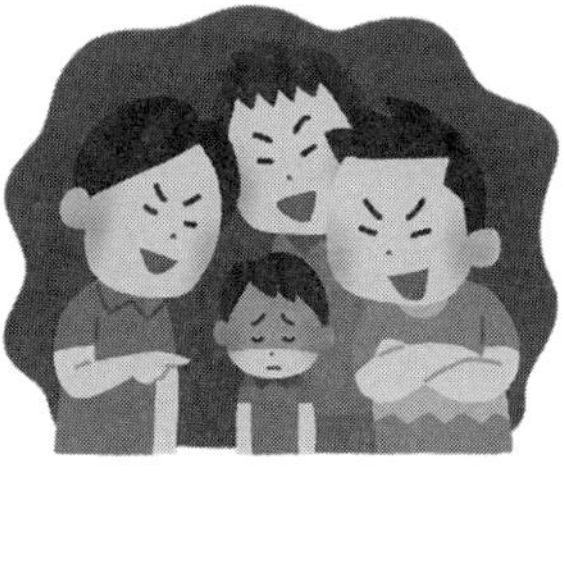

期とされている。[1] そもそも、性的な欲求と攻撃性の脳中枢は、脳内では極めて近接する部位（視床下部）に存在するとされ、それらは、しばしば互いに連動して作動する。実際にも、性的な行為の中には、多少とも、攻撃的な要素が含まれている。なお、思春期の子どもの攻撃性には性差があり、**男子の攻撃性**は、殴るなど身体的な攻撃や、からかうなどの言語的攻撃といった形なのに対して、**女子の攻撃性**は、「相手を仲間外れにする」、「無視したり話しかけるのをやめる」といった、〝関係性〟（relational）に対する攻撃といった形で表される方がより多いとされている。[2]

このように、思春期には児童・生徒たちに攻撃性の高まりが認められる。また、14歳頃には、脳の成熟がほぼ完成の域に達するとされ、知能の面では大人に近い能力を持つことになる。だが、精神的には未熟で、成熟した社会性や倫理感（思いやり、責任）はまだ育っていない。そこに、他の子どもたちに対する、巧妙で陰湿ないじめやからかいや暴力が起こりやすい素地があると考えている。[3] この時期には、いじめを苦にした子どもたちの

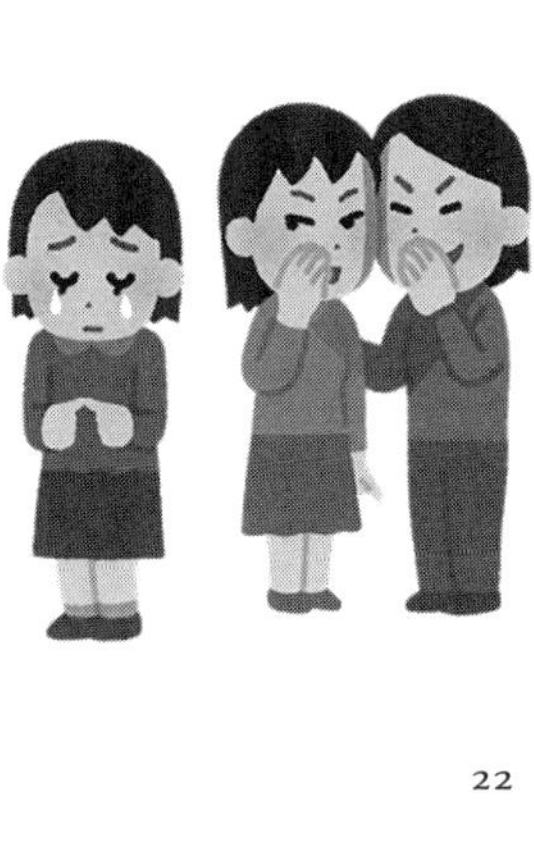

自殺が多い。ちなみに、自殺も、自らに向いた攻撃性という見方もある。

(2) いじめの影響

この子ども時代のいじめの体験は、後々まで、いじめを受けた人たちの人生に根深い影響を及ぼすようだ。著者は臨床（外来）の中で、そのような影響が疑われる事例を少なからず目にすることになった。

ある事例では、高校時代のいじめの体験から、大学に進学後、まわりの同級生らに過度に気を使うようになった。つまり、相手から嫌われることを極度に恐れるあまり、学校では、相手に対する自らの言葉遣いや態度にとても慎重だったり、相手の言葉に敏感に反応するあまり、些細な相手の言葉を過度に気にしたり、無理に相手の話に合わせたり望まないことでも相手に付き合ったりしていた。そうすることで、相手が自分に対してわずかでも不快感を抱かないようにすることを必要としたからである。だが、このように人に神経を使うことは、かなりエネル

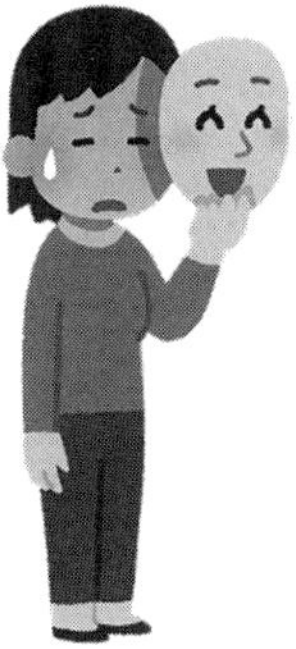

ギーを要する作業である。それを続けていたら、だんだん疲れてくる。〝**人疲れ**〟である。そのため、人とかかわることがだんだん嫌になり、〝**人嫌い**〟となっていく。この事例では、次第に大学に行くのがつらくなり、不登校となった。このため、著者の外来を訪れることになる。

〝人嫌い〟ばかりでなく、人に過度に気を使い続け、神経を張り詰めていれば、早晩、自律神経の乱れ（頭重、倦怠、微熱、めまいなど）や、意欲や集中力の低下などのうつ症状が起こりうる。ある事例では、過去のいじめの経験から人に気を使うあまり、すぐに人疲れしてしまい、仕事が長続きせずに、次第に社会生活がうまくいかなくなった。

また、いじめの経験から人が怖くなり、人とかかわることができなくなったり、外に出ることができなかったりする人たちもいる。いわゆる、〝社会的ひきこもり〟と呼ばれる人たちである。

(3) こころの外傷体験

強い恐怖や不安感などを伴う出来事によってこころに刻まれ、その出来事の後も当事者に様々な障害をもたらすような侵襲的な体験のことを、〝心的外傷〟（トラウマ）と呼ぶ。

身体における外傷と同様、こころも傷を負うのである。

予測のつかない状況で、また、自らのコントロールがきかない形で、強い恐怖や脅威にさらされた場合、その衝撃がこころに傷を残す。その出来事の後に、様々な身体症状や精神症状をもたらす、そのような精神障害は〝心的外傷後ストレス障害（ＰＴＳＤ）〟と呼ばれている。戦場での体験や、殺人未遂やレイプなどの犯罪被害に伴う恐怖体験によって引き起こされるものである。そのような強烈な恐怖体験ほどではないが、いじめもその被害者のこころに傷を残し、それがその後の人生に深い影響を及ぼすと考えるのは、至極、自然なことだと思う。

ちなみに、このような恐怖体験についての記憶は、通常の記憶とは、異なった形で記憶されると考えられている。たとえば、猛獣に襲われた体験をもつ人たちのことを考えてみよう。その人が、再び、猛獣に襲われる直前の兆候（たとえば、草のすれる音）を少しでも感じた時、襲われた時の記憶が瞬時に蘇ってこなければ、その人は、再び被害に遭うかもしれない。それを避けるよう、〝緊急事態〟についての記憶は、そ

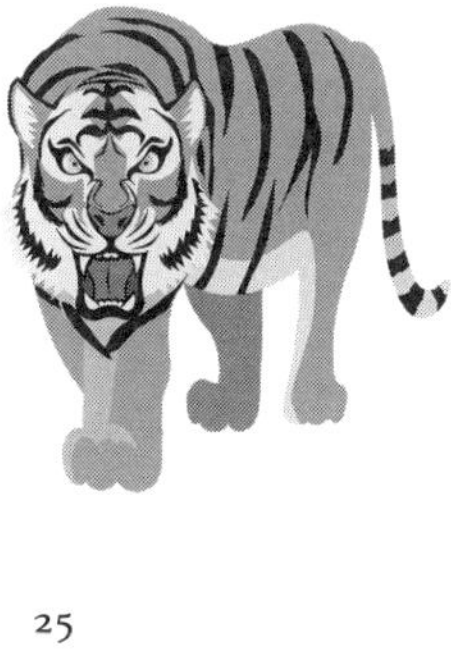

れに関連する情報が引き金となり、直ちに、思い出されるような、また、すぐには消えない形で脳に保持されるのである。他方、通常の記憶は、関連する情報によってもすぐには浮かぶことはなく、また、時間がたてば容易に引き出せない、つまり、忘れやすい記憶として、脳に刻まれるのである。

このような脳の働きが、いじめの体験を繰り返し思い出させたり、それに関連する夢を見させたり、その時の不安や恐怖や怒りなどの感情をすぐに引き出したりすると考えられる。そのため、いつまでも、いじめの体験が被害者を苦しめることになる。

⑷ 著者の、いじめられ被害体験

本格的ないじめとは異なるが、著者も、過去に、どちらかと言えば、屈辱的な出来事を体験し、その記憶は、後々まで何かの拍子に繰り返し蘇ってきた。

その出来事が起きたのは、著者が高校生の頃である。休み時間に、同学年の生徒数名でたわいもない遊びに興じていたのだが、その際、遊びに熱中するあまり、その中の一人に対して、たまたま、やや〝失礼な〟ふるまいをしてしまった。その一人は、学年の中では番長的な存在であり、必要があれば、力で相手を思い通りにしようとするような、やや乱暴な生徒であった。

遊びが終わった後、私は、誰もいないトイレまでその学生に連れていかれ、そこで殴られた。たぶん、私の行為が相手の〝顔に泥を塗った〟のであろう。その後、私は、このことを担任の先生に報告する形で、抗議しようとも考えたが、殴られたのに立ち向かえなかった自分の不甲斐なさに対する恥ずかしさもあり、自分の胸にしまうことにした。

ただ、その後、そのように理不尽な形で暴力を受けたことの記憶が時折頭をもたげ、その都度、そのことに対する屈辱感や怒りが蘇った。このような不快感をどうにか払拭する手立てはないものかと、自分なりにいろいろと考えてみた。

⑸ 恨みと報復

著者は刑事もののドラマが好きで、そのような番組をよくテレビで観ているのだが、事件の犯人の犯行動機が十数年、また、何十年も前の出来事に対する恨みであったといった設定のドラマをよく目にする。人の恨みは、それほど根深いものなのであろう。

いじめられた体験を持つ子どもたちも、多少は、いじめられた相手に対する復讐願望を抱くことがあるかもしれない。著者も、多少、復讐にかかわる空想をしたことがある。ただ、多くの場合、いじめられた相手に対する恐怖心や、事件を起こしたのちの処罰のことを考えると、二の足を踏んでしまうであろう。実際、いじめられた相手を見つけ出して、傷害事件を起こせば、多くの場合、逮捕され、起訴され、場合によれば、刑務所で刑に服することもあるかもしれない。

恨みを抱く人たちも、復讐することで相手に罰を与え、そのことで相手が心から反省して謝罪したりすれば、自らの恨みや苦しみが多少は和らぐのではないかと、密かに期待しているのかもしれない。だが、そもそも、人をいじめるような人たちは、基本的に、**相手に対する思いやりに欠けた、身勝手で自己中心的な人**と考える方が自然である。彼(女)らに、こころからの反省や真摯な謝罪を期待するのは、望みの薄いことである。また、事件を起こせば、相手の受けた被害よりも多くの社会的な制裁を受けることになり、その後の人生は重い荷を背負う、つらく苦しいものとなる可能性が高い。

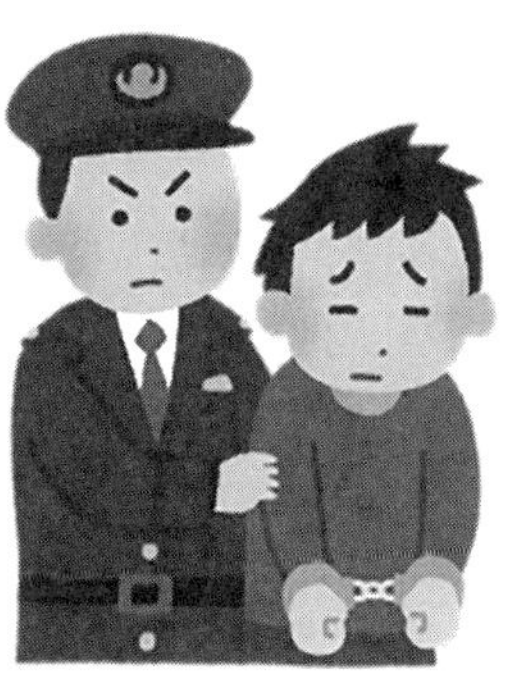

結局、いじめた相手に対して報復的な事件を起こしたところで、相手からの反省や謝罪

が得られないまま恨みも解消されず、その後、法的処罰や社会的な制裁に苦しむ。まったく、割に合わない結果となるのが落ちである。

⑹ 天網恢恢……

〃天網恢恢、疎にして漏らさず〃といった故事がある。そもそもは、老子が書いたとされている『老子』の中の言葉だそうだ。意味としては、「天の張る網は、広くて一見目が粗いようであるが、悪人を網の目から漏らすことはなく、悪事を行えば、必ず捕らえられ、天罰を被る」というものである（「デジタル大辞泉」）。別の辞典では、「天網は目が粗いようだが悪人を漏らさず捕らえ、（このように）天道は厳正で、悪事をはたらいた者には必ずその報いがある」と説明されている（『大辞林　第三版』三省堂）。

先にも述べたが、いじめを繰り返すような人たちは、いじめられる相手の気持ちを汲めなかった

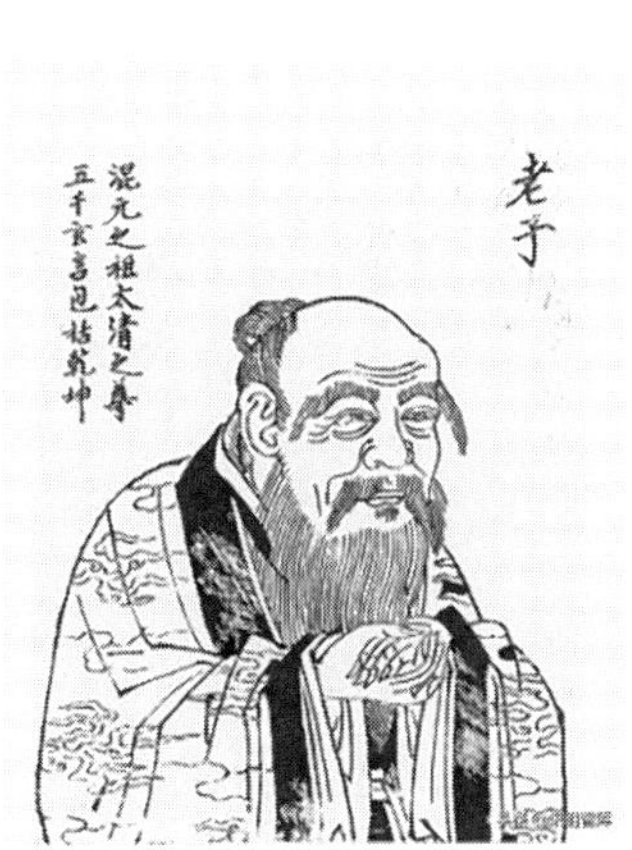

り、ものごとが自分の思い通りにならないと気に入らなかったり、自分より弱いものをいじめることでしか優越感を得られなかったりする人たちである。つまりは、共感性に乏しく、自己中心的で、虚勢を張ることでしか自分を保ちえないような人たちである。おそらくは、このような性格傾向は、〝三つ子の魂〟的な類いの、気質的なものであり、おそらく大人になってもそれは変わらないと考えている。

このような人たちが社会人になった時、たとえ、まわりの人たちにその性格傾向を一時的には隠せたとしても、遅かれ早かれ、〝化けの皮〟は剥がれるものである。その結果、次第に、まわりの人たちから、**嫌がられ、疎まれ、避けられる**ようになると思われる。つまり、みんなから相手にされなくなり、みんなが離れていくのである。

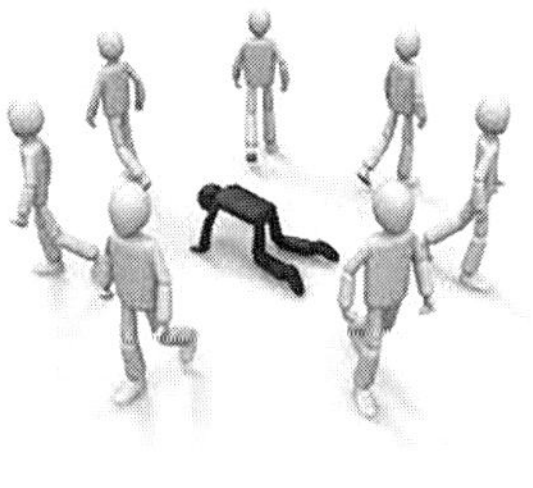

ただ、「憎まれっ子、世に憚る」といったことわざもあるように、このような人たちが、たまたま社会的に成功したり権力にすり寄って社会的に高い地位を得たりすることもある

かもしれない。そうなった時、下の者たちに対するいじめにより、パワー・ハラスメントが起こる可能性もある。だが、そのような人は、かりに社会的には認められた立場にいたとしても、いずれ、さまざまな問題を起こし、自ら身を亡ぼすだろう。少なくとも、もっとも身近な存在である、家族や友人たちからは疎まれ、嫌われ、避けられるに違いない。いずれにしても、この人たちの末路はみじめで、〝**ろくな人生を送ることはない**〟と考えられる。

著者は、このような〝ろくでもない〟人たちのことで悩んだり、苦しんだりするのは無駄なことであると、患者に語っている。そのような人たちのために、**これからの自分の人生を台無しにするのは、馬鹿馬鹿しく愚かしいことだ**、と説いている。だから、そのような人たちのことを考えたり、まともに相手にしたりせず、その代わりに、自分の未来や自分の幸せに役立つことだけを考えて生きることを、著者は強く勧めている。

もちろん、かなり時間がたてば、いじめた人たちがどうなったかについての情報ははっきりせず、著者の言う通りの、みじめな人生を送っているかは、分からないではないかと言う人もいるかもしれない。ただ、著者は、それでも、〝天網恢恢〟といった故事を〝信じる〟ことの方が、いじめられた人たちにとって精神的に楽だし、これからの人生にも役立つと考えている。

(7) 追補

これまで、学校でのいじめについて述べてきたが、こころの傷として、その後の長い人生に残るような出来事は、それだけではない。

一つには、子ども時代に受けた、親や兄弟や親類などからの〝虐待〟がある。身体的な虐待ばかりでなく、性的な虐待や精神的な虐待も、深くこころの傷としてとどまり続ける可能性がある。また、恋人や配偶者からの虐待やひどい裏切りもある。さらに、社会人になった後、職場で上司などからのパワー・ハラスメントを受けたことによるこころの傷もある。

いずれの場合にも、〝天網恢恢……〟という故事は当てはまるものと考えている。つまり、人を平気で傷つけるような人たちは、将来、ろくな人生を送っておらず、そんなくだらない人間のために、苦しみ続け、自らの人生を台無しにするのはもったいないことである。だから、これからの自分のことだけを考え、前向きに生きることこそが大切なことなのである。

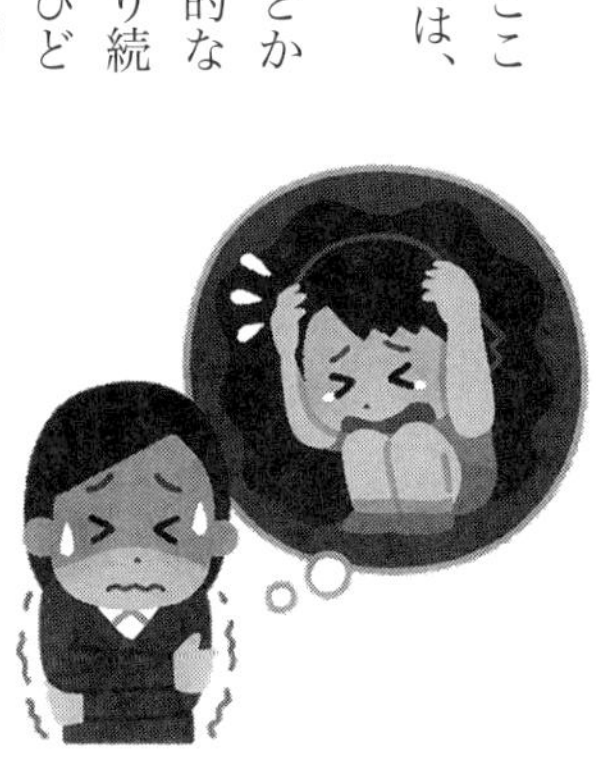

【参考文献】
１）小野善郎「思春期の攻撃性」『精神科治療学』26巻5号、５４５－５５1頁、２０１1年
２）Crick, N. R. & Grotpeter, J. K.: Relational aggression, gender, and social-psychological adjustment. *Child Development*, 66: 710–722, 1995.
３）市川隆一郎「発達心理学から見た児童・生徒の『こころ』（第七章）」『学校精神保健ガイドブック』（猪俣、本吉、山崎編）誠信書房、１９９４年

3 隣の芝は青い

(1) 人と比べれば、劣等感

「隣の芝（生）は青い」ということわざは、かなり普通に使われているものであると思われる。皆さんご存知のように、「他人のものは自分のものより良く見える」といった意味である（「weblio辞書」）。

ところで、患者たちの中には、自らを人と比較する傾向の強い人たちの一群がいる。普通に考えれば、人には他人より優れた点も劣った点もあるはずだが、不思議にも、その人

たちには自分が他人よりも劣った点しか眼に入らないらしい。たぶん、彼（女）らは、意識が常に〝上の方〟を向いているような、いわば、向上心や上昇志向の強い人たちなのであろう。彼（女）らが、社会的に、ある程度の立場や地位や経済的な豊かさを得ていたとしても、〝上〟には上があるわけだから、上を見れば切りがない。そんなふうに、他人の優れた点や自分の劣った点ばかりを見ていると、それによって生じてくる感情は**〝劣等感〟**である。そのような感情があると、常に不安感がつきまとうわけだから、何事にも自信をもって取り組むことができなくなる。彼（女）らは、〝上〟を見て進んでいる、エネルギッシュな人のように見えていても、心の奥底には劣等感や自信のなさを抱えている人たちなのである。

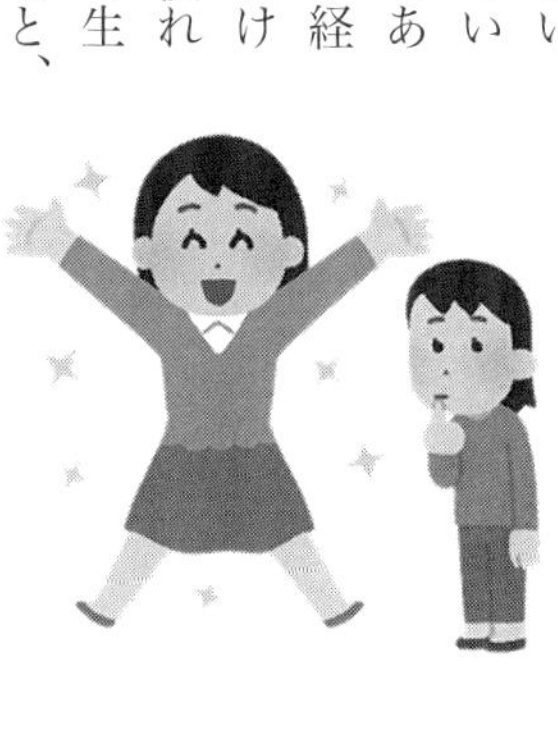

　先にも述べたが、**人にはみな違いがあるのが自然である**。みな、すべてが横一線に同じというわけにはいかない。生まれつきの資質や能力、その後の努力や経験や運などに差があり、親から引き継いだ資産や歴史的遺産などにも違いがある。その結果、経済力や学歴

や容姿や社会的な地位など、あらゆる点に違いが生じる。それは避けられないことである。

なのに、「人より劣っている」といった劣等感に悩まされ続け、自信を持てないままでいるのは、実にもったいない話である。それがなければ、もっと伸び伸びと、胸を張って、自分らしく前向きに生きていけたはずである。そして、その人たちの人生も、もっとよりよく、幸福なものになっていたかもしれない。

⑵ ありのままの自分を受け入れる

では、どうすればいいのか。

結論から言うと、自分に自信を持てるようになるには、**自分の劣っていると思える点も、また、優れていると思える点も、「良くも悪くも、それが自分なのだ」とすべて受け入れることが必要となる。**つまり、ありのままの自分を素直に受け入れるということである。その上で、さらに自らの向上や成長を望むならば、なりたい自分やありたい自分に少しでも近づけるよう、一歩一歩の努力を積み重ねていけばいいのである。

実に単純明快な話ではあるが、そうすることは、必ずしも容易なことではない。

第一に、〝自分〟というものがよく見えない人たちもいる。自分が見えないと、自分の長所や欠点がわからず、どのように自分を受け入れていいのか戸惑ってしまう。

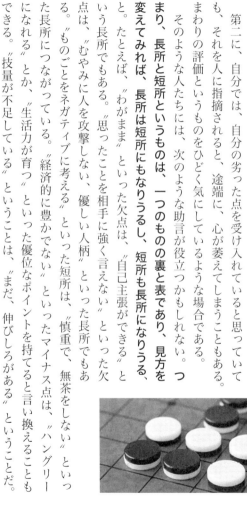

第二に、自分では、自分の劣った点を受け入れていると思っていても、それを人に指摘されると、途端に、心が萎えてしまうこともある。まわりの評価というものをひどく気にしているような場合である。

そのような人たちには、次のような助言が役立つかもしれない。**つまり、長所と短所というものは、一つのものの裏と表であり、見方を変えてみれば、長所は短所にもなりうるし、短所も長所になりうる、**と。たとえば、〝わがまま〟といった欠点は、〝自己主張ができる〟という長所でもある。〝思ったことを相手に強く言えない〟といった欠点は、〝むやみに人を攻撃しない、優しい人柄〟といった長所でもある。〝ものごとをネガティブに考える〟といった短所は、〝慎重で、無茶をしない〟といった長所につながっている。〝経済的に豊かでない〟といったマイナス点は、〝ハングリーになれる〟とか、〝生活力が育つ〟といった優位なポイントを持てると言い換えることもできる。〝技量が不足している〟ということは、〝まだ、伸びしろがある〟ということだ。

〝学歴が高い〟という優位さは、〝それに胡坐をかき、努力を怠る〟という欠点にもなりうる。そのように考えていけば、自分の特性も見つけやすく、自分の劣っていると思っているところを受け入れることもより容易になるのではないだろうか。

最後に、まとめてみよう。

人はみな違っているのが当たり前で、さまざまな点で優劣があるのは仕方のないことである。そのことに悩むことは無駄であり、時間の浪費である。自らの成長の妨げにもなる。あくまで、**〝自分は自分であり、人は人〟**なのである。良くも悪くも、そんな自分をありのままに受け入れることが大事なのである。そうすれば、明るく伸び伸びと胸を張り、自信をもって生きることができるはずである。

4 身を捨ててこそ浮かぶ瀬もあれ

(1) 身を捨ててこそ

著者は生まれも育ちも九州だったので、スキーを始めたのは、大人になってからである。妻が、スキーが大好きだったので、結婚してからは、頻繁にスキーに行くようになった。その甲斐あって徐々に上達をしてはいったが、子どもの頃からスキーに慣れ親しんでいる妻のようにはうまく滑れないでいた。ある時、自分の体の重心が後ろの方にずれているのに気付き、重心を前の方に移すように心がけた。そうすると、スキーで曲がるのに、さほど力を使わずに済み、また、スムーズにも曲がれるようになった。理屈では、そうすることがスキーの上達には不可欠と分かっていても、スキーの初心者というものは、恐怖心からどうしても腰が引け、重心が後ろにずれがちである。そうなると、スキー板のエッジに体重がうまく乗らないため、スキー板のコントロールはより難しく、きれいなターンもできなくなる。自分なりには、体を谷（下）側に投げ出すようなイメージだったので、この時の経験から、〝身を捨ててこそ浮かぶ瀬もあれ〟といったことわざを、自らがスキーを上達する上で大切なものと考えるようになった。

〝身を捨ててこそ浮かぶ瀬もあれ〟といったことわざは、「捨て身の覚悟で取り組めば、危機を脱し活路を見出せるということで、溺れかけたときはもがけばもがく程深みにはま

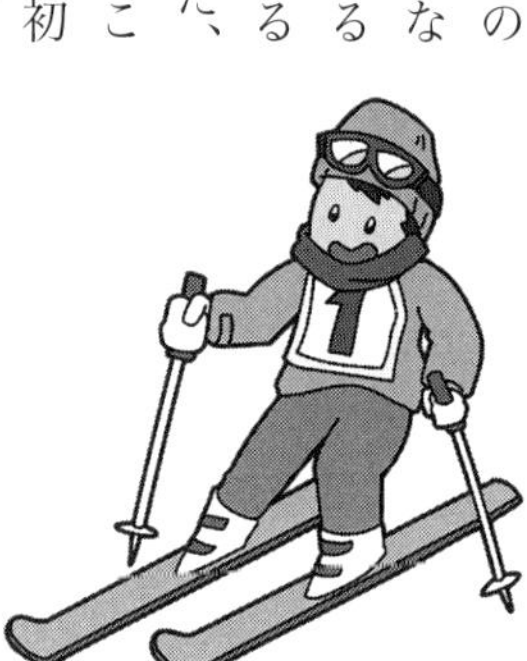

るものであり、捨て身になって流れに身を任せれば、やがて浅瀬に立つことができる」という意味である（「故事ことわざ辞典」株式会社ルックバイス）。

⑵ 薬の功罪

ところで、精神科でもっともポピュラーな障害は、たぶん不眠症であり、不眠のために薬を服用している人が向精神薬を飲んでいる人たちの中でももっとも多いと思われる。何日もよく眠れない日が続くと、ものごとに集中できなくなったり、日中、眠気が続いたり、突然眠くなったり、身体がだるいとか頭痛とかの体調不良が生じたりする可能性がある。最近の研究では、睡眠障害で糖尿病が悪化することもあり、「不眠は万病のもと」とも考えられている。さらに、不眠により頭が働かなくなれば、仕事などの日々の暮らしにも支障を来す場合もある。

このような時、**薬はとりあえずの解決策となる**。病院を受診すれば、一般的には、〝睡眠導入剤〟と呼ばれる睡眠薬が不眠に対して処方される。通常、その効果は絶大で、あれほど寝つけなかった人たちが、ものの数十分くらいで眠りについてしまう。それで万事解決となればいいのだが、ことはそう簡単ではない。

第一に、睡眠というものは、「毎日、同じよう」というわけではない。つまり、その日の心身の状態により、日々、変化する。程よく疲れていれば、眠りは良好であり、興奮することや心配事があれば、眠りは妨げられる。不眠症の人たちも、薬を飲み、眠れるようになっても、時に、眠れない日が続くと、ふたたび、彼（女）らの中で〝不眠に対する恐怖心〟が頭をもたげる。その結果、「薬を強くしないと」と考えがちであり、それに同意する医師も少なくないかもしれない。その結果、次第に薬が増えていく可能性がある。

第二に、人は、便利なものがあると、それに依存しがちである。たとえば、現代では、移動するのにさまざまな乗り物があるが、楽に移動ができる便利さを実感すれば、人はそれを使い続けるだろう。だが、ものごとには、プラスとマイナスの面があるのが常である。つまり、乗り物を利用すれば、身体を動かす機会は減り、人は運動不足の状態となる。そもそも何万年もの間、ヒトは狩りや食べ物の採取などのため、長い距離を徒歩で移動する必要があった。そのように体を動かすという生活が、ヒトにとって

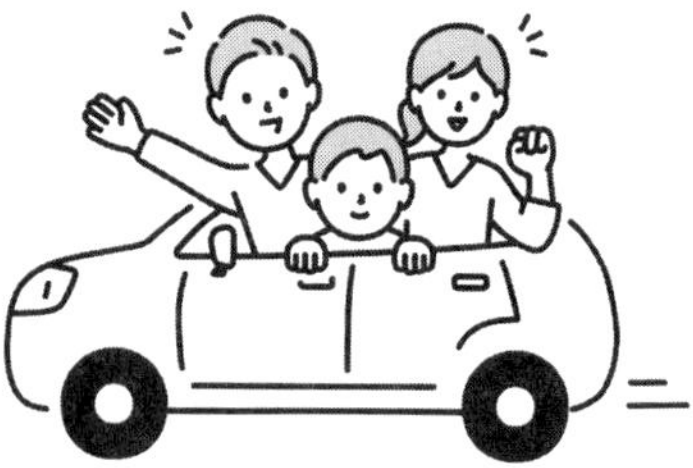

さまざまな体の働きのバランスを保つ上で不可欠なものとなっていたはずだ。一方、便利な乗り物を利用する現代人は、動くこと、歩くことが著しく少なくなっている。だが、ヒトの遺伝子というものは、その生活様式にフィットするように速やかに変わることはない。したがって、現代人にとり運動不足が体にとって良くないものとなってくる。どの健康番組を観ても、病気の予防や治療の中に、ほとんどといっていいほど、運動、特に〝**ウォーキング**〟という項目が含まれている。つまり、歩くことは人の健康にとって不可欠なものなのである。

話がやや回り道をしてしまったが、ここで本筋に戻ろう。

先に述べたように、人は便利なものには、依存する傾向がある。薬も同じで、睡眠導入剤を飲むことで、よく睡眠がとれ、さらに副作用もなければ、薬に頼って眠るのが習慣となってしまう可能性がある。薬に対する習慣性が生じるということは、「薬を飲めば安心」といった気持ちになれる反面、逆に「飲まないと眠れないのではないか」といった不安が生じるということである。その結果、なかなか薬をやめられなくなってしまう。〝**精神的依存**〟という状態である。

第三に、睡眠導入剤には、〝**リバウンド現象**〟といったものがある。長年薬を飲み続けている人が突然薬を中断した場合に、数日間くらい、不眠が起こってしまう。睡眠薬の催眠作用で脳が抑制され続けてきたわけだが、たぶん、その抑制がいきなり外れた反動で一時的に脳の興奮が優位になるからである。その不眠という現象は、数日で収まってくるのだが、もともと不眠で悩まされてきた人たちである。薬を止めて眠れなくなると、再び不眠への恐怖が頭をもたげ、すぐ服薬を再開してしまうにちがいない。

第四として付け加えるに、一般に、加齢とともにアルコールに対して弱くなるという現象がある。〝**耐容性の低下**〟と呼ばれるものである。つまり、以前と同じアルコールの量を飲んでいたとしても、若い時と比べ、眠くなってしまったり、ふらついたり、記憶がなくなったりすることが、より少量で起こるようになってしまう。これと同じことが睡眠導入剤の場合にも当てはまるのである。アルコールと同様、若いころには睡眠導入剤を飲んでいても何ら不都合のなかった人たちが、加齢とともに、服用後の記憶がなくなったり、ふらついたり、寝ぼけたりするような副作用が起こるようになる。

このように、薬を使うことで、不眠は解消されるのだが、薬を飲むことの弊害も背負い込むことになる。まさに、〝**クスリはリスク**〟である。

(3) 不眠症は〝不眠への恐怖〟から

不眠というものは、誰もが経験する出来事である。たとえば、心配事があったり、楽しいことを考えて脳が興奮したり、旅行で寝る環境が変わったりした時、人は眠れなくなる。だが、そのような不眠は一時的なもので、その状況がなくなれば、また、眠れるようになるのが一般的である。かりに、一晩眠れなくても、その翌日は、前日の分も含めてよく眠れることが普通なので、眠れなかったことをさほど気にすることはない。ところが、「眠れない」といったことがしばしばあり、頭が働かない、身体がだるい、日中眠いなど体調面でかなり辛い経験をしてきた人たちの中で、眠れないことを〝問題〟だと視るような人のこころに、**〝不眠に対する恐怖心〟**が生まれてしまう。それがこころに深く刻まれた場合、いざ寝る段になったら、「また、寝られないのでは」といった不安が頭をもたげ、そのことが頭から離れなくなる。何かを考えること、不安や嫌なことを想い浮かべることは、一般に睡眠を妨げる。なかなか眠れないことでさらに不安と焦りが募り、布団の上で、右を向いたり左を向いたり七転八倒し

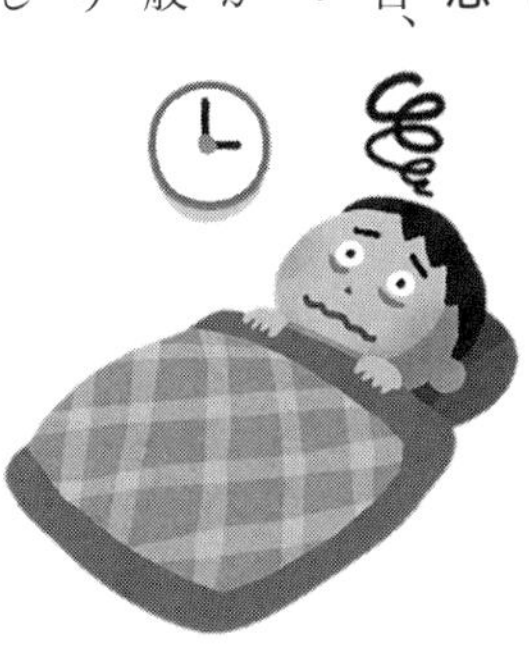

ながら、長い夜を過ごすはめになる。まさに悪循環である。

不眠症の人たちも、常に眠れないわけではない。たとえば、夜はなかなか眠れなくても、昼寝ならすんなりできるという人たちもいる。また、寝る前にソファーでテレビを観ていると、知らないうちにうたた寝をしてしまう人たちもいる。なのに、夜、布団やベッドに入った途端、寝具の中は不眠に対する不安と恐怖の場となってしまい、そのせいで、一向に眠れなくなってしまう。一日中、精一杯働き、「寝るより楽はなかりけり」と思っているような人、布団の中を〝極楽〟と感じるような人であれば、おそらく、ものの数分で寝てしまうだろう。なのに、不眠に悩む人たちにとって、そこは〝地獄〟であり、そんなところの状態では、いつまでたっても眠りに入れるわけはない。

⑷ 眠りをコントロールしようとする無駄な試み

一般に、不眠症の人たちは、何とか眠ろうと、さまざまな方策を試みることが多い。自らの努力によって眠れるようになりたいといった思いからである。たとえば、眠りを妨げるものを一切止めたり、疲れれば眠れるのではないかと激しい運動をしたり、夜の眠りに差し支えるとのことで、日中、居眠りをしないようにしたり、〝眠るための努力〟を惜しまない。ただ、それらの努力はたいてい無駄に終わるか、眠れないことをさらに意識することにつながるだけで、かえって睡眠を妨げる要因となってしまう。さらに、布団やベッドに入った後も、ストレッチをしたり、リラックス効果のある音楽を聴いたりお香をたいたりする。つまり、不眠症の人たちにとって、不眠は〝戦い〟によって克服すべきものであり、布団やベッドもその戦いの場の一つとなってしまう。

(5) 眠りは〝生理現象〟である

眠りというものは、そもそも〝自然〟に起こる生理的現象である。[1] **人の意志や努力によって自在にコントロールできるものではない。**それは食欲や排便など、他の生理現象と同じである。だから、眠りは、いつもより早く来る時もあれば、遅く来る時もある。深く眠れる時もあれば、浅い眠りの時もある。どのような眠りになるかは、その日の〝睡眠〟のあり方次第である。よく、眠りは〝小鳥〟に譬えられる。つまり、小鳥というものは、何もせず、ただじっとして待っていれば、鳥の方から人に

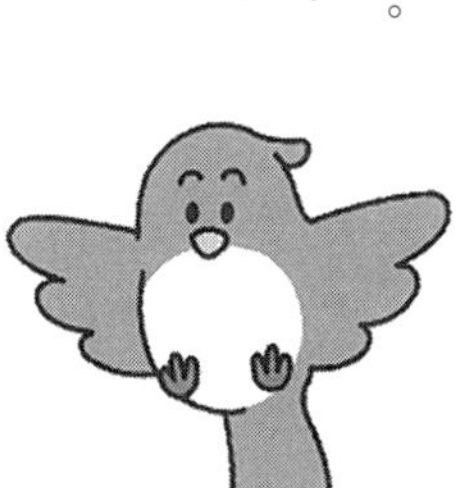

近寄ってくるものである。だが、捕まえようと手を伸ばした途端、飛び去ってしまうだろう。同様、眠りも、眠りが来るのを待っていさえすれば、いつかは〝自然〟に訪れてくるのに、不眠症の人たちは「眠ろう」とすることで起こる**焦りや不安**により、かえって眠りを遠ざけてしまっているのである。

ここで、「身を捨ててこそ浮かぶ瀬もあれ」といった最初のことわざを思い起こしていただきたい。不眠症の人たちも、ただ流れに身を任せてさえいれば、いつか瀬にたどり着くかもしれないのに、不眠への恐怖から、「眠ろう、眠ろう」とあがくことで、かえって**〝不眠の海〟**に溺れてしまっているような人たちである。そうではなく、自然に身を委ね、眠りが訪れるのを受け身で待つことが、不眠から脱するために、必要不可欠なことなのである。もちろん、眠りやすい環境を整えたり、眠りを待つ時にリラックスしたりすることも必要である。また、思惑通りの時間に眠りが来るわけではないので、しばらく横になっていても眠りが来ない時は、一旦起きて、眠りを待つことが、これもまた自然なことであることは言うまでもない。最後にもう一度、**「眠りを追うな、来るのを待て！」**である。

ただ、このように述べたからと言って、不眠に対する薬をすべて、すぐにやめた方がいいと言っているわけではない。不眠により心や身体に障害が起こったり、生活に多大な支障を来したりする場合には、睡眠のための薬の服用は必要である。ただ、先に述べたリスクを考えれば、しかるべき状況や時期が訪れた時には、可能であれば、徐々に薬の減量や中止を試みることが望ましいと考えている。

【参考文献】

1）Fish, R. Weakland, JH, Segal, L.: *The tactics of change-Doing therapy briefly*（鈴木浩二、鈴木和子訳『変化の技法』金剛出版、東京、１９８６年）

5 フラミンゴとハリネズミ

(1) 不思議の国のアリス

この話[1]の中で、アリスが女王様から〝クロッケー〃といったゲームに誘われるシーンが登場する。〝クロッケー〃というのは、イギリス発祥（19世紀後半）のゲームで、日本のゲートボールに近いものと考えれば、わかりやすいと思う。マレットと呼ばれる木槌でボールを打ち、それをフープと呼ばれるゲートに順番にくぐらせていき、最後にペグ

（杭）にボールを当てるというゲームである。

　ご存知のように、アリスが迷い込んだ世界は、奇妙なことばかりが起こるような〝不思議の国〟である。ご多分に漏れず、このクロッケーも奇妙なゲームであった。マレット（木槌）は生きた〝フラミンゴ〟、ボールは生きた〝ハリネズミ〟を使うことになっており、競技者はフラミンゴの頭でハリネズミを打たなければならない。アリスたちがそれをしようとすると、フラミンゴは頭がハリネズミに当たる寸前に首を曲げ、ハリネズミとの衝突を避けようとする。同様、ハリネズミもフラミンゴの頭が当たる寸前にその場から動いてしまう。いくら動くなと命令をされても、フラミンゴやハリネズミは、痛い思いをするのは嫌だから動くのは当然である。しかもグラウンドはでこぼこで、ゲートも勝手に移動する始末で、一向にゲームは進まない。ついには、〝女王様〟は癇癪を起こすことになり、競技場は大混乱に陥る。

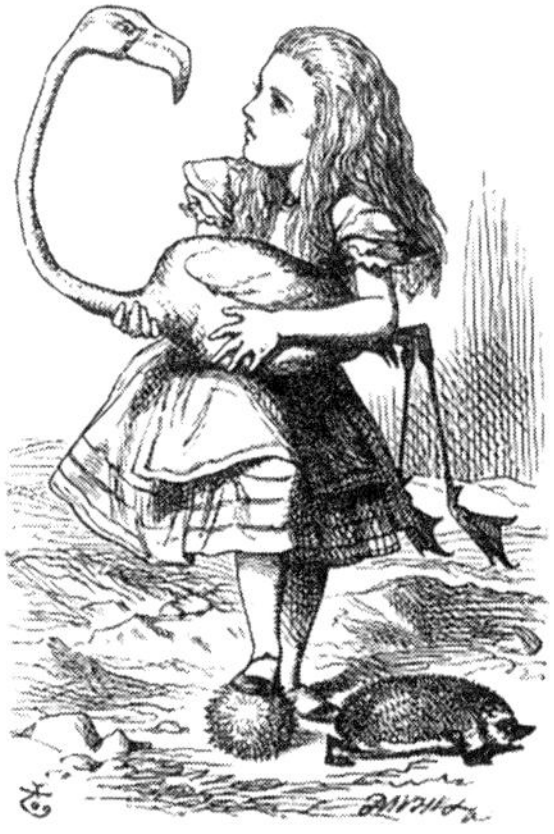

この挿絵はジョン・テニエルによるもの：ウィキペディア

⑵ 人をコントロールしようとすること

このように相手が望まないことや嫌なことを相手に強い、相手を自分の思い通りにしようとすることは、容易なことではない。ところが、患者たちの中には、自分の思い通りに相手をコントロールしようとする傾向のある人たちがいる。この人たちには、ものごとへの自分なりの考えや〝基準〟があることに加え、〝お節介〟で、相手を構いたがる性格があるので、自分の考えを〝押しつける〟傾向がある。それが、相手を一方的にコントロールしようとするといった行動につながっていく。この場合、その相手とは、多くは、家族など身内の人たちである。ただ、彼（女）らにも自らの考えやものの見方があるわけだから、すんなりとは本人の思い通りにはならない。他方、当人たちには、〝常識的なこと〟、〝理屈に合ったこと〟、〝正しいこと〟を求めているに過ぎないといった感覚があり、「わかってくれない」、「言う通りにしてくれない」という思いから、家族に対して不満を抱いたり、苛立ったり、怒りを爆発したりする。

たとえば、この人たちに子どもがいた場合、子どもの養

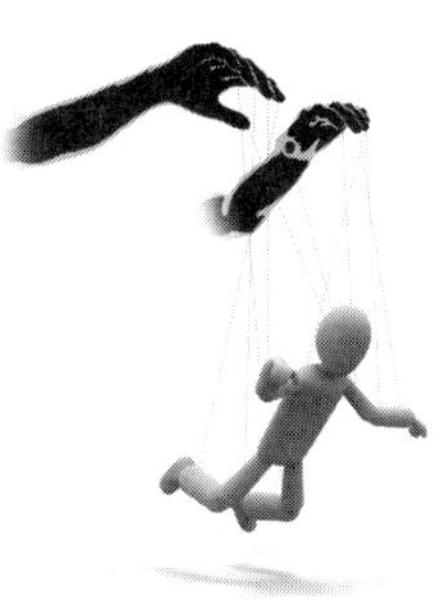

育やしつけなどを〝しっかり〟とやろうとする傾向と相まって、自分の思い通りに、子どもを一方的にコントロールしようとする傾向がしばしば見られる。それらは〝良かれ〟という思いで行われるもので、その多くに悪意はない。だが、幼くても、子どもには子どもの気持ちや考えがあるわけだから、親の一方的なコントロールに対して素直に従うことはむしろ稀で、多くの場合、子どもは抵抗や反発を示す。それを親の方が抑えつけようとすると、さらに子どもが強く反発するといった悪循環も起こるだろう。それは、親子の言い争いや喧嘩などの衝突や子どもの家出や非行などの問題に発展する場合もあり、その状況に対して親は苛立ったり、悩みや葛藤を抱えたりするかもしれない。

また、日常生活の細々としたことに対してこだわりのある人たちは、家族が家事などの家のことをするやり方に対しても、それが自分と同じでないと気に入らない。つまり、自分のやり方を彼（女）らにも押しつけようとするのである。彼（女）らのやり方が少しでも違うと、そのことに文句をつける。ケチを付けられた方は面白くないから、言葉や態度で反発を示す。それで、言い争いになることもあるかもしれない。それが繰り返されれば、当の本人がこだわっている事柄に対して、彼（女）らは手を出さなくなってしまうだろう。

(3) 相手ではなく、自分を変えること

相手を自分の思い通りにしようとするのは、相手に〝変わってほしい〟という気持ちの表れである。ところがこちらの考えに納得をしていない相手の行動を変えるのは、かなりのエネルギーのいる作業となる。理論的な説得や泣き落としや脅迫をしたとしても、それで相手が考えを変えることは稀であり、多くは、時間やエネルギーの無駄である。うまくいかないので、不満を持ったり、いらいらしたり、落ち込んだりするなど、むしろ、自らに精神的な不調が生じることになる。たとえ、そんな行動を繰り返していても、状況が好転する可能性は乏しい。**うまくいかないことをいくら繰り返しても無益**、と考えた方がいい。

著者は、そのような患者に対して、今まで述べたようなことを話したうえで、次のような助言をする。それは、「相手を変えようとせず、自分を変えるようにしてみなさい。その方が楽だし、うまくいきますよ」という提言である。〝自分を変える〟とは、自分の考えやものの見方、態度や行動を変えてみるということである。それは、たとえば、子どもに干渉するのをやめ、子どもが自らで決めるようにすることである。また、相手との不毛な争いから手を引き、自分の成長や趣味を楽しむことに時間やエネルギーを使うようにし

てみたり、無駄な争いを続けている相手から一時距離をとるようにしてみたりすることである。そうすれば、場合によっては、相手との関係に何らかの変化が生じ、状況が多少とも改善する可能性もある。そこまでいかなくとも、無用な苦痛や労力がなくなったことで、かなり精神的に楽になるはずだ。その結果、相手の態度や気持ちが変わってきて、相手との関係にも好ましい変化が起きる可能性もある。

再度、繰り返そう。

人を自分の思い通りにコントロールしようとするのは、フラミンゴの頭を使ってハリネズミを打とうとするようなものである。**苦労多く、徒労に終わるだけである。**そうでなく、自分を変えるようにしてみなさい。その方が多少ともいい結果が出る可能性は高いはずである。

【参考文献】

1）Lewis Carroll: *Alice's adventures in wonderland*（河合祥一郎訳『不思議の国のアリス』角川文庫、２０１０年）

6 骨折り損のくたびれ儲け

(1) 骨折り損の……

このことわざは、「労力を費やしたのに効果がなく、疲れだけが残ること」（『広辞苑』岩波書店）といった意味である。「やることすべてが無駄骨に終わり、そこで得たものは疲れだけ」といったやや〝皮肉〟のこもったことわざである。ちなみに、「くたびれ」は、「草臥れ」といった漢字が当てられているが、これは「草の上にでも臥せる（横になる）くらいにぐったり疲れている」といった意味で、中国最古の詩集である『詩経』から取られたものらしい（「語源由来辞典」）。

この項で著者が取り上げたい「骨折り」とは、**〝人に気を使うために多くのエネルギーを費やすこと〟**である。たとえ、一生懸命、人に気を使ったとしても期待する結果は出ず、無駄に終わるばかりでなく、後には疲労感、消耗感といった余分の〝おまけ〟さえ残してしまうということについて、これから、話をしていきたい。

⑵ 気配り、気遣いとは

そもそも、人がまわりに気配りや配慮をすることは、たぶんヒトが誕生した頃から〝群れで行動する動物〟であったことに由来するものであろう。つまり、ヒトにとって、猛獣などの外敵の脅威から身を守るのにも、効率的に狩りや採取をするのにも、群れを作り行動する方が、効率が良かったと思われる。この群れをうまく機能させ維持するためには、そのメンバー同士での争いやいさかいをなるべく少なくする必要がある。たとえば、ものごとのやり方について、自分なりの考えがあったとしても、ほとんどの人たちは自らの意見を押し通すようなことはせず、他のメンバーの意見も尊重し、互いの妥協点を見出す努力をしたのであろう。でないと、いずれ集団から見放されることになり、それは、その人たちの生存を危うくしかねないものとなる。

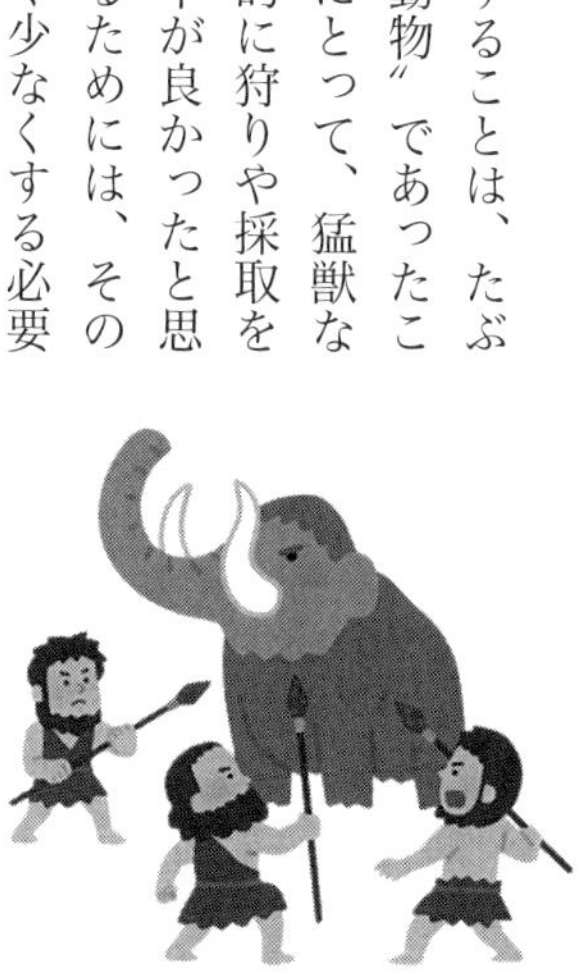

とりわけ、日本人は、まわりに気を使いがちな国民性があると言われている。たぶん、日本は島国で、戦乱の時期を除けば、外敵の脅威にさらされることも少なかったので、

人々の意識は〝内〟を向いていたのであろう。〝村〟や一族などの集団の中で、身内同士の争いを嫌い、集団の〝和〟を殊のほか大切にするような精神が日本人の中に育ったと考えられる。

心理的に考えると、このように人がまわりに気を使う理由としては、第一に、まわりにネガティブな感情をもたれないようにするため、つまり、**〝嫌われない〟**ようにするためということが考えられる。もちろん、嫌われることへの傷つきやすさ、敏感さは人によって異なり、気遣いの程度に差が生まれる。

第二には、気を使うのは、まわりからの好意的な感情を得たいがため、つまり、まわりから**〝好かれたい〟**ためということが考えられる。これも、同様、その欲求の強弱の程度については個人差があると思われる。

(3) 「人に嫌われたくない」と思えば、結末は、〝人嫌い〟

まわりに嫌われたくないと強く思う人たちは、相手に不快感を与えないように、常に気を使っていなければならない。また、相手が何を考えているか、相手の心を読まなくてはならない。つまり、相手が気を悪くすることのないように、自らの話す言葉をよく吟味したり、無理に話を合わせたり、嫌なことでも相手につき合ったり、相手の顔色を常に窺ったり、その場の雰囲気を暗くしないようにテンションを無理に上げたりしなければならない。

だが、それらは〝神経的に〟かなりエネルギーを必要とする作業である。だから、気を使う人たちは、人と接した後、ひどく疲れる。疲れるので、それを繰り返すごとに、次第に人とかかわることに負担を感じるようになり、人と会うことがとても苦痛に思えてくる。その結果、人と接するのが嫌になり、そのような状況をなるべく避けるようになってしまうのである。

人とかかわるのを少なくすれば、一旦は、そのことでの負担や苦痛からは解放され、楽にはなる。ただ、人との交流を避ければ、人とかかわることへの負担感のハードルはより高くなってしまう。つまり、以前にも増して人とかかわることが負担と感じて、人とのかかわりを避けるようになり、結果、孤立し、社会的にはひきこもった状態になってしまう。

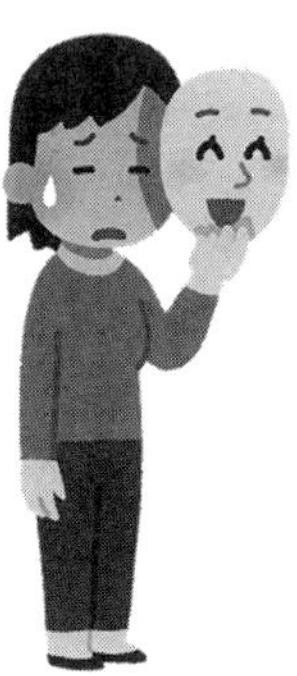

(4)「人に好かれたい」と思った結末は、〝疎外感〟

〝人に好かれたい〟と強く思っている人たちは、さまざまな人たちとの交流の場で、一生懸命、相手に取り入り、好かれようと努力をする。たとえば、会話を盛り上げようとしたり、相手に話を合わせようとしたり、相手に対してさまざまに気を使う。そのことで、相手が心地よくなるように気を配ろうとする。そうした努力の結果として、相手が自分に〝好意〟を持ってくれることを、意識的、無意識的に期待している。

だが、後ほど詳しく述べるつもりだが、一般に、〝人は無関心〟である。通常、気を使ったことで相手がその人に特別に好意を持つことは稀である。だから、しばらく後にその相手に会った時、相手が自分に特別に好意を示すことはまずない。だが、彼（女）らはそれを期待はずれだと思ってしまい、ひどく落胆する。それで〝自分は誰からも好かれない〟のではないかと思い込んでしまう。〝嫌われているのではないか〟と勘繰ったりもする。〝みんなは楽しそうに、親しそうに話しているのに、自分だけはその中

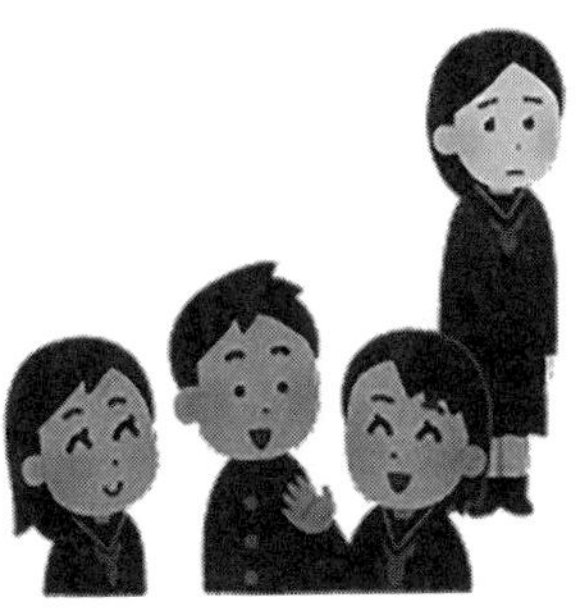

に加えてもらえない〟と思い、〝**疎外感**〟を感じる。つまりは、〝人に好かれたい〟と思えば思うほど、それだけ、〝誰にも相手にされない〟といった疎外感や孤独感を感じてしまうものなのである。

そもそも、人が自分に好意を抱くかどうかは、自分の気の使い方というよりも、〝相手次第〟で決まるものである。その人の性格や容姿や社会的な立場等に対して、相手がたまたま好意を抱くような場合もあるが、それは単なる相手の好み の問題であり、本人の気の使い方とはまったく無関係のものである。

⑸ 人に好かれたい人たちは、相手にとって、ただの都合のいい人たち

先に述べたように、〝人に好かれたい〟と思う人たちは、相手が心地よさを感じるよう、また、不快感を抱かないように、一生懸命、相手に気を使う人たちである。

相手から気を使われれば、人は悪い気はしないものである。つまり、気を使う人とは、相手にとっては、座を盛り上げてくれる楽しい人であったり、話しやすい人であったり、愚痴でさえも聞いてくれる人であったり、自分の言い分を何でも受け入れてくれる人であったり、気を使わなくてすむ人であったりする人たちである。そのような人たちは、相

手にとって、単に、**〝都合のいい人〟**、**〝便利な人〟**にすぎない。一緒にいて心地よく、利用価値がある限り、確かに、相手はその人に寄ってくるかもしれない。でも、それは、そういった〝利益〟があるからにすぎず、相手がその人たちに心からの親しみや好意をもっているわけではないのである。

⑹ 人は〝無関心〟である

このような、やや過剰気味に人に気を使う人たちに対して、まず著者が話すことは〝人は無関心〟ということについてである。それは、普通、**〝一般に、人というものは他人に対してあまり関心をもたないもの〟**という意味である。

通常、人とは、〝自分のこと〟、つまり、自らの仕事や趣味、恋人や家族など親密な人たちのことには強い関心を向けるものの、それ以外の人やものごとには特別の関心をもたないものである。

たとえば、人と話す機会があり、その場で世間話程度の軽い話をしたとする。話の中身次第では、相手と話が合ったり、話が盛り上がったりしたことで、相手は心地よい気分になることもあるかもしれない。また、場合によっては、話が途切れ、その場が多少しらけた雰囲気となったり、多少言い過ぎたりすることで、ほんの少し相手を不愉快な気分にさせることもあるかもしれない。話し合いの場面では、多少とも、心地よさとか不快さといった感情が相手に起こることもあるだろう。

だが、話が終わり、相手と別れ、5分や10分がたった後、相手の人の頭の中にその会話の中身が残っているだろうか。おそらくは、別れた後、その人の関心は次のことに向けられており、ついさっきの会話の中身はほとんど頭から消えている。そして、1〜2週間もたてば、その時に何を話したかを、たいてい、相手は忘れ去っているものである。

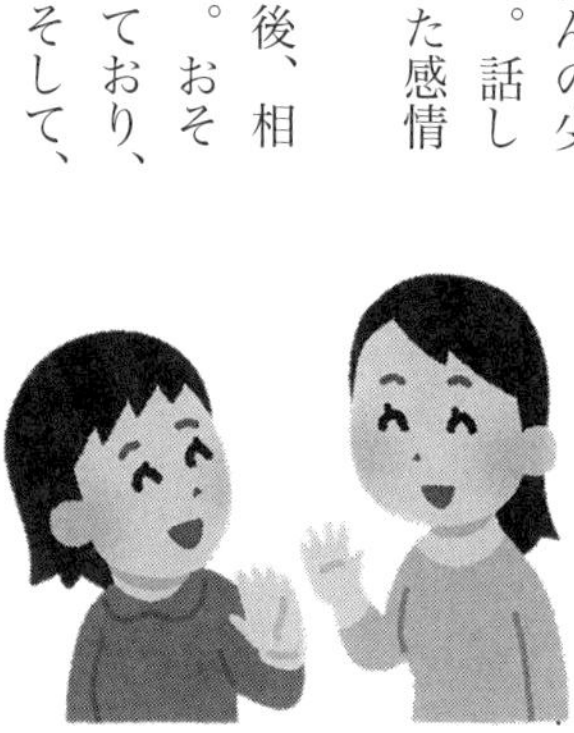

(7) 人に好かれることも嫌われることもない

今述べたように、基本的には、〝人は他人に無関心〟だと考えている。

たとえば、〝人に好かれたい〟と強く思い、一生懸命、話を盛り上げたり、相手の好む話題を取り上げたり、相手に話を合わせたり、いろいろと相手に気を使ったりする。そのことで、かりに相手がその場では心地よい思いをしたとしても、時がたてば、相手はそのことを忘れていることの方が多い。だから、通常、そのことで相手が自分に対して〝好意〟をもつようなことは稀である。

また、たとえば、多少言い過ぎて相手に不愉快な思いをさせたり、話が途切れたため場がしらけたりしたことがあっても、通常、相手はそのことをさほど気にはしないものである。時間が経てば、そのこと自体を忘れ去っていることの方が多い。だから、次の機会に会った時、相手がそのことで本人に対して〝不快感〟を示すことは稀なのである。

つまり、通常、**好かれようと一生懸命気を使っても、相手に〝好意〟をもたれることはなく、また、気を使わず多少言いたいことを言ったとしても、相手に〝不快感〟や〝嫌悪感〟をもたれることもない**のである。

もちろん、会話の中で起こった、些細な不快な出来事を気にして、それをずっと引きずり、それを根に持つような人たちも稀にはいる。ただ、その人は、〝何事も気にしすぎる人たち〟であり、偏った感覚をもつ人たちである。だから、そのような人たちのことを気にする必要はない。

⑻ 必要かどうかは、やめてみないとわからない

ここまで読んできた皆さんは、まわりに気を使いすぎることがいかに無駄で、無益であり、さらには、有害ですらあることをお解りになったと思う。まさに、過剰な気遣いというものは、**「骨折り損のくたびれ儲け」**でしかない。

では、どうすればいいのか。これから、それを考えてみたい。

ところで、人というものは、通常、意識しながら行動するということは、さほど多くないものである。言い換えると、通常、人は、さまざまな状況の中で**〝習慣的に〟**ふるまっている。たとえば、人は歩くとき、意識しながら手や足を動かしているわけではない。たぶん、意識した途端、不自然な歩き方になってしまうだろう。

まわりに過剰な気遣いをしている人たちも、いちいちそれを意識しているわけではない。たぶん、過去に、気遣いをしなかったことで、人から悪く言われたり、友だちをなくしたりするなどの、嫌な思いや辛い思いをした経験があり、そのため、それまで以上に、まわりに気を使うようになったのかもしれない。そんな、ある種の不快な経験が過剰な気遣いをすることの、かくれた動機づけとなっているのだろう。だが、そのようないきさつをいちいち気にしながら気遣いをしているわけではない。何となく、まわりに気を使うことが

〝必要なことだ〟と思い込み、習慣的にそのことを続けていると思われる。

〝何となく〟といった思いで習慣的にしていることを変えるには、まず、〝**試しに**〟、その習慣的な行動をやめてみることである。やめてみて、それが今の自分に本当に必要なものかどうかを実際に経験してみることである。やめてみて、それが自分には必要ではないものだと実感ができれば、その習慣を変えることは容易である。確かに、習慣化された行動を変えることは、やや勇気がいることかもしれない。だが、だめなら元に戻せばいいだけなので、まずはトライしてみることが肝要である。

後で述べるが、この考え方は、習慣的に行っていること、依存していることから自らを解き放つ時に役立つものである。

⑼ もっと自由に、楽しく人とふれあう

過剰な気遣いをやめるとして、さて、具体的には人とどのように交流すればいいのか。それについて考えてみよう。

ところで、人と会い、楽しく話をするということは、人にとって至極の喜びなのである。相手が親しい間柄の人たちであれば、なおさらである。食欲などの生理的な欲求と同じよ

うに、人と楽しく話し合うことは、ヒトに多大な満足感をもたらしてくれる。特に、人々との交流がとりわけ得手であり、しかも、それを好む女性たちにとっては、それは生きる上で不可欠なもののようにも見える。

第3章で詳しく述べるが、米国の心理学者であるクロニンジャーが提唱した性格因子中の一つが報酬に依存する傾向といったものである。動物の場合、報酬とは主に〝エサ〟であるが、ヒトの場合、それは〝人々とのふれあい〟である。ヒトのように、一族や仲間たちなどと集団で行動する必要のある生きものにとっては、人との交流を〝快〟と感じることが、集団を作り、それを維持するうえで重要なことだったのかもしれない。それは、散歩を通して他の犬たちとのふれあいをことさら喜びとするイヌたちも同じであるように思う。

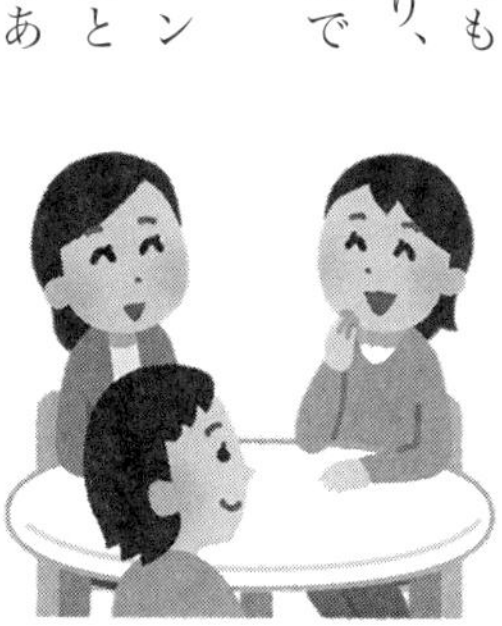

まわりに気を使いすぎていた人たちも、多少とも気の合った友人や同僚や知人たちと話す機会があれば、もっと自由に、伸びやかに、彼（女）らと軽い会話をただ楽しめばいいのである。その場限りで構わないから、その時を十分に楽しむべきである。そして、**その**

あとのことを考える必要はない。

一方、話すことにあまり気が進まない時には、無理に話をする必要はない。その場にいなければならない場合には、ただ黙ってまわりの話を聞いていればいい。そうでない時は、さりげなく、その場を離れてもいい。この時も、そのあとのことを気にする必要はない。

そうすることで、人とのかかわりはもっと楽しく、楽なものに変わっていくはずである。

もちろん、マナーや礼儀程度の、多少の気遣いは必要であるが……。

最後にもう一度、まわりに気を使いすぎるのは、**「骨折り損のくたびれ儲け」**である。無駄で無益であるばかりでなく、災いをもたらす。それをやめ、もっと自由に人々とのふれあいを楽しみましょう。

7 孝行は親の為ならず

(1) アダルト・チルドレン

日本では80年代から一部の研究者に注目され、その後、一世を風靡したものとして、**〝アダルト・チルドレン〟**という心

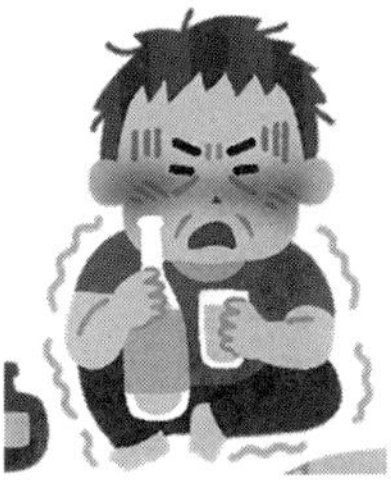

理学的な用語がある。メンタルヘルスについて関心のある人たちには、なじみの深いものであると思う。もともとは、親がアルコール依存症である家族の中で育った子どもたちが成人した時、さまざまな心理学的な問題を抱えることに注目した、米国のケースワーカーや心理学者らにより提唱された用語である。〝アダルト・チルドレン〟と名づけられたその子どもたちは、外面的には〝過剰適応的で、いい子である〟が、内面的には〝自尊感情が低い〟といった特徴をもち、しばしば、彼（女）らに精神科的な問題や社会的な不適応が生じるとされている。その後、アルコール依存症の家族だけでなく、親による虐待、両親の不仲などの、さまざまな問題をもった家族（機能不全家族）の中で育ったことにより、成人した後に心的外傷（トラウマ）を抱え、種々の依存症や食行動の異常などの問題行動をもつ子どもたちもアダルト・チルドレンと呼ばれることになり、その原因とされるものが拡張されることになった。このように親のネガティブな養育の影響が子どもの将来に精神的な問題を生むという考え方は、なぜか、自らのメンタルヘルスについて悩む人たちの共感を得、自分はアダルト・チルドレンではないのかと言ったり、そのために精神科の治

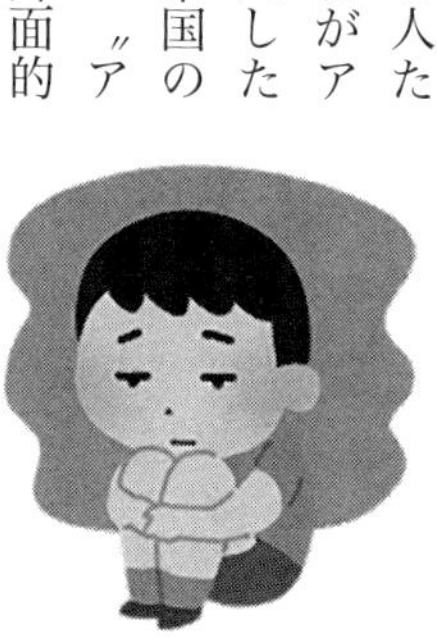

療や心理的カウンセリングを受けたいと望んだりする人たちが、少なからず存在した。他方、このアダルト・チルドレンという〝説〟について、〝定義などがあいまいすぎる〟とか、〝客観性に欠ける〟とか、その個人の性格や家族以外の生育環境などの、他の要因を無視しているといった批判[1]も起こった。だが、ここでは、詳しくはそれに触れない。

(2) 親に依存せざるを得ないヒトの赤ちゃん

ここで、一旦、話題を変え、赤ちゃんのことについて述べてみたい。

ヒトの赤ちゃんは、他の動物と比較すると、かなり未熟な状態で生まれてくる。たとえば、草食動物などは、誕生後、数十分くらいで立つことができ、数時間もすると母親を追って走り回ることもできる。それに比べ、ヒトは、誕生後数カ月は、思うように身動きすることすらできず、自らが発するコミュニケーションといえば泣くことくらいである。このようにヒトが他の動物よりも未熟な形で生まれてくるという理由は、ヒトの脳の形態と機能が高度に進化した

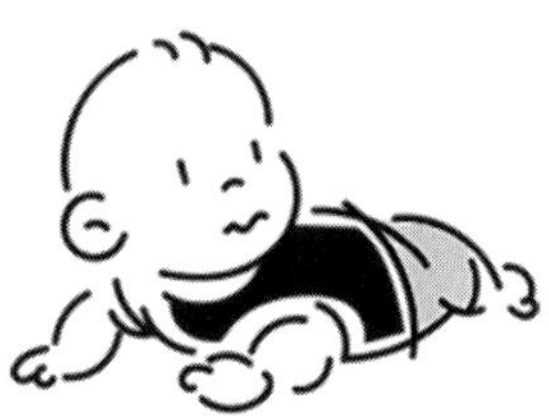

ことと関連している。つまり、ヒトの場合、他の動物と比べ、身体に対する脳のサイズがかなり大きく、脳の成長にもかなりの時間がかかる。このため、まだ脳が小さい時点で産道を通す必要があり、脳が未熟な段階でこの世に生まれてこなければならないといった宿命がヒトの赤ちゃんにはあったのである。ゆえに、身体能力もその脳に比例したものとならざるを得ない。ヒトの赤ちゃんは非常に無力で、人類の誕生以来のほとんどの時代では、一瞬でも親が目を離すと、肉食獣の餌食となっていたと思われる。

⑶ 完ぺきな親はいない

ヒトは未熟な状態で生まれ、特に脳の発達に時間がかかるという制約があるため、かなり長い間、親の〝**保護**〟を必要とする。子どもの立場から言うと、親からの養育に依存せざるを得ない時期が、かなり長く続くということである。それは乳幼児期だけでなく、学童期にもわたる。そんな生存や生育に必要な事柄の多くを親に頼らざるを得ない子どもたちが自らの親に望むことは、〝**愛情深く、理解があり、献身的で、かつ尊敬のできる立派な親**〟であってほしいということである。それは、〝完ぺき〟と言えるような、理想的な親ということになる。一方、**現実の親は〝聖人〟でも〝君子〟でもない**。多くの親は20～

30歳台の年齢にあり、〝人〟としての人間的な成長という観点からは、発達途上にある人たちである。自分自身や子どものことを十分理解でき、子どもに対して常に適切にふるまえるような段階には未だ達していない場合が多い。彼（女）らは、少なからず欠点もある、〝普通〟の大人である。時には、仕事や家事や育児によるストレスや疲労で、つい子どもに冷たくしたり、当たってしまったりすることもあるだろう。また、「家族サービスよりも仕事」といったように、親の考えを優先してしまうこともあるかもしれない。親を頼りにしている故に、子どもというものは、一般に、親が考えている以上に親に対して従順であり、また、親を思いやるところもある。結果、子どもが我慢していてもそれに気づかない親も少なくはない。さらに、親は親の育った時代や環境における〝規範〟を子育ての時にも基準として用いがちなので、〝しつけ〟と称して子どもに親の考えを押しつけてしまうかもしれない。特に、戦後は社会の変動が激しく、世代間での価値観の違いは大きなものとなっているため、子育ては親にとってより難しいものとなっていると下坂は彼のエッ

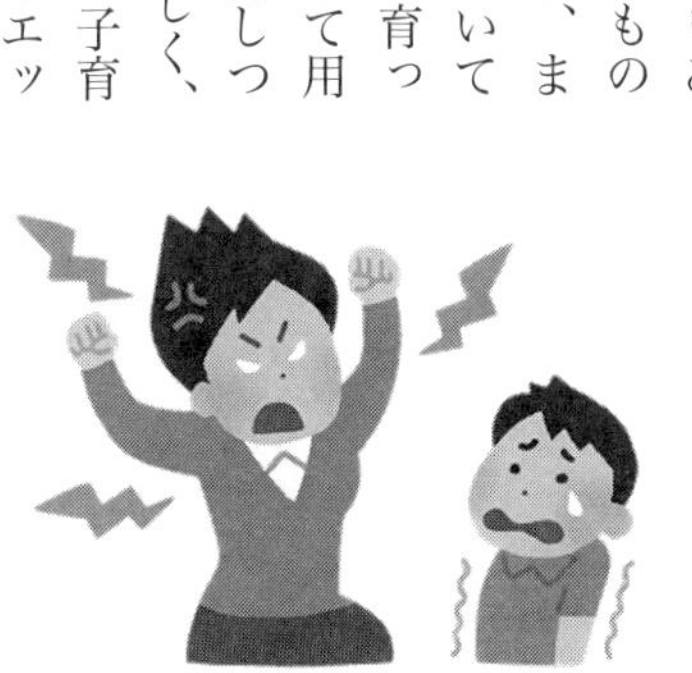

セイの中で述べている。[2] 育つ過程で、そのような親のふるまいや言葉に傷ついた子どもたちが、その親に対して失望したり、不満を抱いたり、恨んだりするのは、ある程度、やむを得ないことなのである。

(4) 親に不満をもつ人たちに話し説いてみる事柄

ちょうど、アダルト・チルドレンという言葉が流行した当時、著者のクリニックにも、「私はアダルト・チルドレンではないか」とか、「アダルト・チルドレンとしての治療を受けたい」ということで、受診に訪れる患者は少なからずいた。彼（女）らは、自分の親から虐待に類する養育を受け、そのため、自分が精神障害になったのだと考えていた。その中の多くは、著者のクリニックが〝アダルト・チルドレン〟の人たちを対象とする特別な治療を行ってはいないことを知ると、著者のクリニックから離れていった。それでも、著者のクリニックに残った人たちもいたし、アダルト・チルドレンという言葉は使わなかったが、「自分の病は親の不適切な育て方のせい」と考える人たちもいた。それらの人たちの治療を進める中、ある程度、患者が精神的に安定し、著者に対する信頼感も生まれたと感じた時点で、著者は、次のようなことをその患者たちに話してみた。

それは、**ヒトは未熟な形で生まれてくるため、長い間、親に依存せざるを得ないわけだが、その子どもが望む親と、現実の親との間に、大きなずれが生じるのは、多くの場合、やむを得ない**、といった言葉で始まる。さらに、次のように続ける。この結果、程度の差はあれ、親のことで精神的に傷ついた子どもたちが生まれてくる可能性がある。ただ、その子どもが大人になり、ある程度、人生経験を積んだ後に親を見てみると、**〝欠点もある大人〟**という親の実像が見えてくるものである。その欠点には、その時点で、受け入れられるものもあれば、そうではないものもあるかもしれない。どうにも許容できない場合には、そのような親とは、それなりの付き合い方をすればいいと考える。かりに、現実の親の姿が見え、それを受け入れることができたなら、互いに〝大人〟として、つまり、**自由で〝対等〟な関係**でその親とかかわっていけるようになるであろう。また、結婚して子どもが生まれ、自分が親になった時、子どもを適切に養育することの難しさも知ることになる。つまりは、自らも〝欠点もある普通の親〟であることを痛感する。親も自分も、親としての適正度という観点から見ると、〝五十歩百歩〟、〝目くそ、鼻くそを笑う〟なのである。

今の自分の生きづらさや不幸せの源を、過去の親の育て方のせいにするのは、アダルト・チルドレン説を含めた〝親を病の原因とする諸説〟だけでなく、精神分析などの心理療法にも見られる傾向である。〝原因〟があって〝結果〟があるという考え方は、一見、科学的に見え、とても受け入れやすいものであるからかもしれない。また、自らの生き辛さを親のせいにすることで、自らを責めることから一時的に逃れられるといった〝**利点**〟もある。でもその考え方には、いくつかの〝**落とし穴**〟があると考える。

第一に、「親によって傷つけられた過去が変わらないと、今の自分の不幸や病が消えることはない」という考えにとらわれてしまうことである。当然、タイムマシンはなく、人生のやり直しはできないので、〝**ないものねだり**〟といった迷路にはまり込んでしまう。

また、大人になった時点でも、まだ親の愛情や助けを必要とする、つまり、親に依存するような子どもとして、自らをそこに〝**固着**〟させてしまう危険性もある。つまり、いつまでも子どものままで、人としての成長や自立ができないことになる。さらに、「自らの状況を改善するのに力を尽くすべきなのは親であって自分ではない」と考え、**自助努力**を怠ってしまうかもしれない。それは、体の免疫力が弱っているのに似て、こころの病の回復の妨げとなる。

⑸ 親孝行は自分の為のもの

ここで、この項の表題の話に戻ろう。

「孝行は親の為ならず」というのは、ご存知のように、「情けは人の為ならず」という格言をもじったものである。この格言は、その意味が誤解されやすいものとしても、よく知られているものだが、正しい意味は、「情けをかけることは、人のためだけではなく自分のためでもある、なぜなら、かけた情けはいずれ自分に返ってくるものだから、人には親切にしなさい」といった意味である。「孝行は親の為ならず」というのも、当然、「親に孝行するのは親のためだけではなく、自分のためでもある」という意味である。

ところで、〝孝行〟という言葉は、戦前では、主に教育勅語の影響により、一般に広く浸透していた規範であり、〝人として、当然なすべきもの〟とみなされていた。戦後の教育改革により教育勅語が否定され、戦前に教育を受けた人たちが次第に少なくなった現代では、孝行という言葉もほぼ死語に近いものとなっているのではないだろうか。

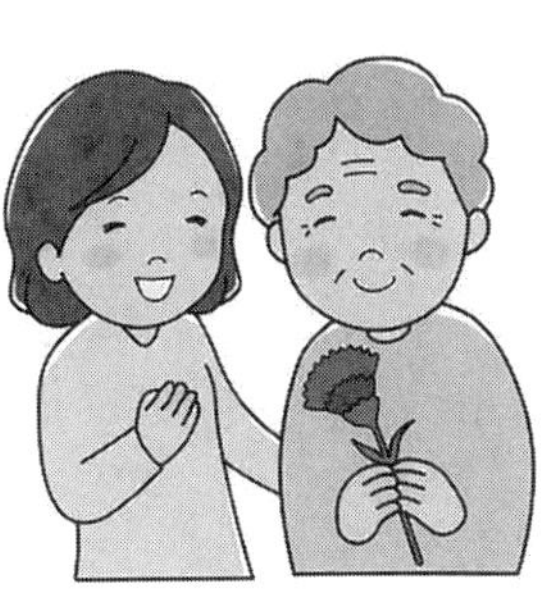

病や老いなどで助けを必要としている親の面倒を見ることは、法律上は「余力があれば面倒を見る義務がある」といった〝努力義務〟程度のものであり、多くは、子ども個々人のモラル（道徳観）といった自由意思にゆだねられているのが現状である。

規範による縛りのあまりない現代においては、親への孝行、つまり、助けを必要としている親を援助するという行為は、自分と親とが〝対等な関係〟にあり、かつ、援助を必要としている〝弱者〟として親を見ることで、初めて行える行為である。未だ親に依存したままで、自らを保護されるべき立場にあるものだと見ている、つまり、精神的に未だ自立をしきれていない大人にはできない行為である。逆に、自らの自由意思による親孝行ができているということは、その人の自立度が高いといってもいい。

ちなみに、**精神的な自立**はなぜ必要なのだろうか？　まず、自立をしていない大人というものは、まわりの人たちに対して知らず知らずに〝**甘え**〟が出てしまいがちである。大人同士の関係での、相手に対して甘える行為は、それが節度を超えると、相手に不快感を与える可能性がある。それは、その人との関係を損ねることにつながるわけで、人生において、まわりの人たちとの、いい人間関係を維持することができなくなるかもしれない。

さらに、互いに大人同士でありながら、相手に依存することで、相手との間に〝**支**

配―服従〞の関係が生じてしまうことがある。そのような関係がエスカレートすると、服従する人が、支配するものの〝本当の姿〞を見失ってしまうような場合もある。たとえば、過激な行動に走りがちな政治集団の活動家やカルト集団の信者の中で、その指導者の考えに盲従し、常識や社会規範を無視する行いをしてしまうような人たちの事例には、枚挙にいとまがない。

最後に一言。

親の長寿などの祝いを企画したり親の面倒を見たりするといった機会は、親との関係を見直す中で、親との依存関係から脱却し、親とより自由で対等な関係を築き、人として一段と成長するための、いい機会である。

再度繰り返しになるが、**「孝行は親の為ならず」**である。

【参考文献】

１）安藤究「アダルト・チルドレン言説の『意図せざる結果』」小谷敏編『こども論を読む』
２）下坂幸三「親の苦労と子の苦労」『こころの科学』34号、24－27頁、１９９０年

8 千里の道も一歩から

(1) 現実からの逃避

薬などを用いた治療や療養を適切に行えば、通常、精神科に受診するきっかけとなった症状は、たとえ慢性化した事例であっても、徐々に軽快していく。患者たちの中には、受診前に仕事を持って働いていた人たちもいるわけだが、その人たちも、症状の改善により、ふたたび仕事に就くことが可能となる。だが、それにもかかわらず、働くことに対して漠然とした不安を抱き、なかなか就労に踏み出せないでいる患者も少なくはない。その人たちは、〝働かなければならない〟といった現実の要請があったとしても、なかなか前に踏み出せないままでいる。一種の〝現実逃避〟である。

このように、〝就労〟といった壁の前で立ち止まっている人たちは、心の中では、みんなから取り残されてしまうことに焦っており、動き出せない自分を「情けない」と責めていたり恥じていたりしているものである。まわりから、「どうするの？」といったプレッ

シャーをかけられる場合もある。そう言われて、気持ちが落ち込んだり、自信を無くしたりしてしまい、それゆえ、さらに立ち上がることが難しくなっている場合もある。

ところで、精神科的な症状が消失しただけで〝病が治った〟とは、著者は考えていない。病が治癒されるには、第一に、薬を減らし、すべて止めること、できれば、再発を予防するための対策や方法を身につけておくことが必要である。それに加え、〝治る〟ためには、**病気になった以前と同じ生活を取り戻す**ことがより望ましいと考えている。その中で特に難しいのは、病前の社会生活に復帰することであり、とりわけ、以前のように働けるようになることである。働いていた頃の職場の人間関係や労働環境が、精神的にストレスになっており、それが症状発現の要因の一つであった場合は、なおさらである。

基本的に、**「人間とは存外弱い生きものである」**と、著者は考えている。身体的には、大型動物や猛獣に対して劣っている。精神的にも、強い意志を持ち続けられるような人は、あまりいないと考えている。宮沢賢治は、詩文「雨ニモマケズ」の中で「サウイフモノニワタシハナリタイ」と書いているが、それは、そのようにはなれなかった彼の、理想上の存在だったのだろうと考えている。不安を抱え、現実の前で立ち止まり、立ちすくんでいるのが、ごく普通の人間であり、壁を乗り越えて前に進むことを躊躇するのは、ある程度、仕方のないことである。

それでも働くことへ患者の背中を押すのは、壁の前で動けないまま、「情けない、不甲斐ない」と自分を責め続け、〝社会的な敗者〟だと自らにレッテルを貼り、その結果、自尊心や人としての尊厳を失うようなことにはなってほしくない、という著者の願いからである。また、働かなければ、経済的にも困窮し、さらにみじめな思いを重ねることとなる。

(2) 最初の一歩

そこで、われわれのような、弱い人間にでもできることを、著者は勧めるようにしている。それは、「まず一歩を踏み出してみる」ということである。一歩とは、どんな事でもいいからその時点で患者にできそうなことをやってみるということである。まずは外に出て、ウォーキングするのもいい。体づくりは働く上でも大切なことである。図書館に行って、本を読むのもいい。集中力を高めるのに役に立つ。金銭関係の絡まないボランティアの仕事を始めるのもいい。就労面接まで行くことは考

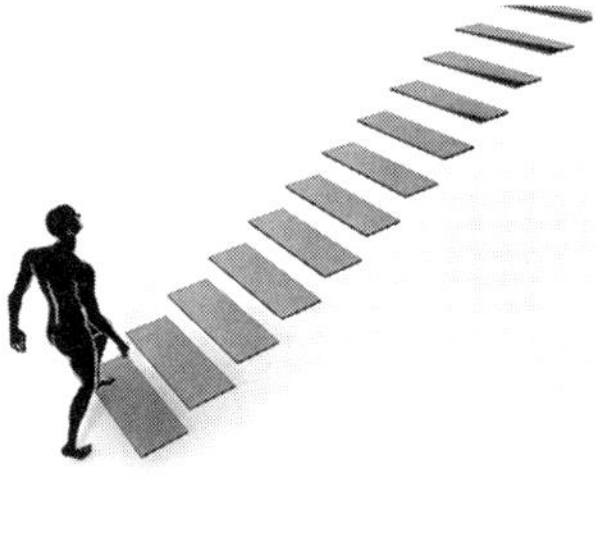

えず、とりあえず、ハローワークに赴き、相談面接を受けたり求人を見たりするだけでもいい。パートやアルバイトを探してみるということになれば、大きな第一歩である。

「千里の道も一歩から」という格言は、よく知られたものである。それは、「どんなに大きな事業でも、まず手近なところから着実に努力を重ねていけば成功する」ということであり、〝老子〟の「千里の行《コウ》も足下より始まる」という教えに基づくとされている（『故事ことわざ辞典』）。著者もこの教えにならい、社会復帰を始める場合も「まず、一歩から」を患者に勧めるようにしている。

　ところで、著者は山登りを趣味としている。登山口から登り始めの時、まだ体が激しい運動についていけず、一歩一歩が苦しいものとなる。だが、20～30分くらい登っていると、体が慣れてきて、同じ山道でも、当初よりはだいぶ楽に登れるようになってくる。また、登り始めは、林の中を歩くので、まわりに見えるのは樹木ばかりである。周辺の山々や下界の景色はほとんど見えない。かわいい花などを見る楽しみでもなければ、ひたすらもくもくと登る、我慢の登山となる。そ

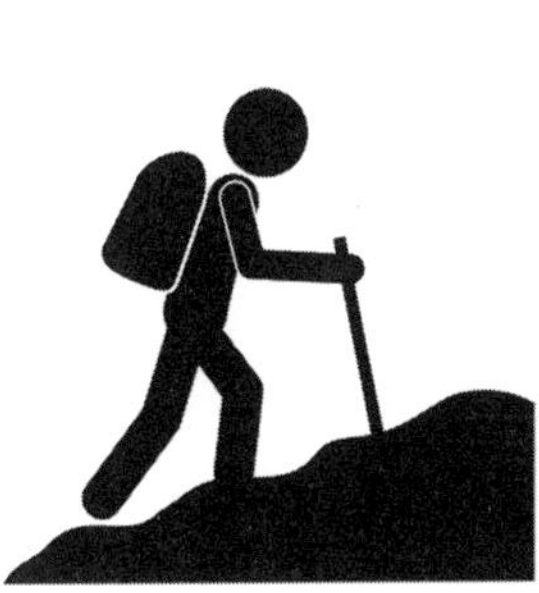

れでも登り続けていると、いずれ尾根にたどり着く。樹木が低くまばらになり始めると、やっとまわりの景色が見え始める。そうすれば、心は浮き立ち、疲れも和らいでくる。

社会復帰への道のりも山登りと似たものではないかと思っている。社会復帰に向けた歩みを始めた当初は、まだ、身体も気持ちも慣れないので、一歩一歩の歩みはやや辛いものとなる。でも、次第に慣れていけば、以前よりもいくらか楽になり始める。だが、まだ〝先行きが見えた〟というところまではいかないので、しばらく辛抱の日々が続く。それでも歩みを止めないで進んでいけば、ある種プラスの結果のようなものが見えてくるはずだ。〝結果〟とは、仕事で評価されたとか、気の合う人と雑談ができるようになったとか、である。そうなれば、気持ちはずっと楽になり、活動を続けることへの意欲も芽生え、それにつれ、辛さも少なくなっていく。

(3) 社会復帰をする時の注意点

精神科ユーザーに対して社会復帰を勧める場合、前もって、それが耐えられるものなのかの、ある程度の見極めをすることが大切となる。つまり、人によっては、社会復帰の活動に伴う精神的なストレスに対し、素因的に脆弱な人たちがいることを忘れないことだ。

一つには、〝人間関係〟というストレスがある。参加する集団の人たちがすべて患者に対して温かい関心や理解や思いやりがある人たちばかりとは限らない。悪気はないにしても、患者から見ると、〝冷たい〟とか、〝厳しい〟と感じる人たちもいるかもしれない。そのような精神的なストレスにも耐えることのできる、健康度の高い人たちならば、それらの障害を乗り越え、活動を続けていくこともできるが、そうでない人たちには、それを乗り越えることは容易なことではない。二つ目には、活動に伴い、仕事をするために覚えなければいけないことがたくさん生じてくる。だが、彼（女）らの中には、もともと理解したり記憶したりすることにある種の障害を持った人たちがいる。また、そのような障害はなくても、長いブランクや加齢のため、理解力や記憶力がさび付いてしまっている人たちもいる。当然、まわりと比較すれば、作業能率の低さが見えてしまう。そのため、自らを責めたり、担当者に指摘されたりすることで、精神的に落ち込んでしまう。

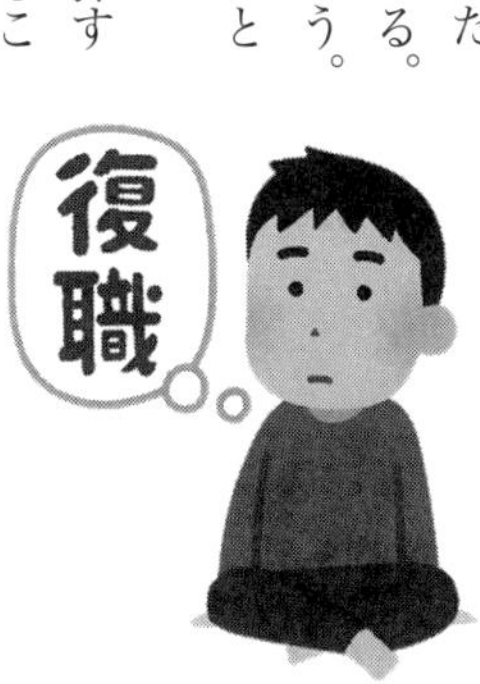

　このような人たちには、社会復帰に向けて強く背中を押すようなことは避けなければならない。なぜなら、そうするこ

とで、症状が悪化する可能性もあるからである。原則、社会復帰の活動を始めるか否かは、**本人の自由意思**とすべきである。かりに、そのような患者が社会復帰を希望する場合は、あくまで、〝**試験的**〟なものと考えることが重要である。やってみてうまくいかない時のため、前もって、撤退への道を広く開けておくことも必要である。いずれにせよ、十分な注意を払いつつ、社会復帰を進めることが肝要である。

最後に、繰り返しにはなるが、述べておきたい。社会復帰は、「まずは、一歩」が大切で、**急がず、慌てず、焦らず、無理をせず**、また、**一歩一歩をたゆまず**、進めていくことを忘れないように。

9 介護と相続：家族がもめる時

(1) 兄弟がもめる始まり

それまで、比較的、仲良くしていた兄弟の間でももめごとが起こるようになるのは、**親の介護と遺産相続の時**である。なぜなら、その時、兄弟間に、それまでにはなかった〝利害関係〟が生じるからである。

介護については、兄弟姉妹が、どの程度親の介護の負担を分け合うのかについて、意見の相違が生じる。たとえば、親から遠く離れたところに住む兄弟は、「親の近くに住む兄弟が親の面倒を見ればいい」と虫のいいことを考えるかもしれない。さらに、〝どのように〟、また、〝どの程度〟、親を介護すべきなのかなどの考え方の違いが生じるかもしれない。あるいは、兄弟のもつ病気など、介護の負担が難しくなるような事情について、兄弟間の理解に齟齬が生じるかもしれない。このようなことで、彼（女）らの間に不平や不満が起こり、時に、争いに発展する可能性もある。

遺産相続に関しては、即、互いの利害にかかわる事柄なので、兄弟間でまったくもめないのは、稀有である。もめるのは、相続の多寡に関係はしない。ごく少額の財産分与の場合でも、兄弟間で、激しい争いが起こることも珍しくない。さらに、兄弟の配偶者がその争いに加わった時は、その争いはより複雑で面倒なものとなる。

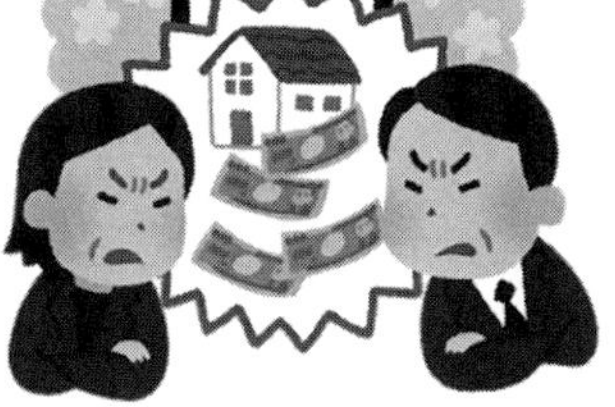

⑵ 介護者（子ども）とその親との軋轢

問題は、兄弟間だけではなく、介護する子どもと親との間にも生ずる。

第一に、親は、一般に、自分のプライバシーを〝他人〟に見られるのを嫌がるため、あるいは、〝他人〟だと気を使うという理由で、**他人が家の中に入ること**に抵抗を示す。子どもが、介護保険を利用して、ヘルパーや身体介護のための人たちの派遣を依頼することを親に勧めても、なかなか、親は彼（女）らを家に入れたがらない。これは、多くの高齢の親にほぼ共通するものである。

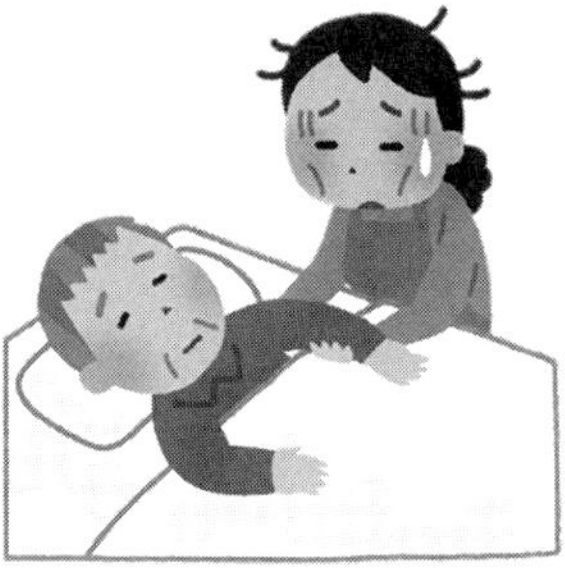

このため、親は、自分でできなくなった身の回りや家庭生活の細々とした事柄を、すべて〝身内〟、つまり、**子どもが担うこと**を期待し、要求する。しかも、親の方は、**自分が健康だった頃の生活に近い水準を維持したい**と、望みがちである。

ただ、かりに、この親の要求に子どもたちが応えようとしたら、介護する子どもは、早晩、**疲弊**する。介護は100m走ではなく、マラソンに近いものである。短い時間なら、親の要求に応えられても、介護が長引くにつれ、次第に、疲労したり、精神的なストレスが募ってきたりする。疲労のため、介護のレベルが落ちたり、ストレスのため、介護する子どもがイライラして親に当たったり、落ち込んだりするかもしれない。介護を続けていくためには、介護する子どもが疲弊してしまわないように、介護の質や量を、長期的に無理のないものに〝**調整**〟する必要がある。

この調整は、当然、親の抵抗にあうことになるが、理を説いて、親に理解してもらうしかない。子どもの疲弊した状態を間近で見れば、親が渋々納得して、あきらめてくれる場合もあれば、やむを得ず、介護の負担を減らすといった、一方的な〝調整〟を子どもの方で行わざるを得ないこともある。

ちなみに、親が外部の人による介護を受け入れるのは、親の心身の状態の悪化により親の介護度が一段上がり、**子どもの介護だけではどうにもならない状態**となった時である。その時初めて、自らの介護を他人に任せることに、親は渋々同意する。

ここでは、介護者を子ども、つまり、息子や娘に限定しているが、著者の知る限り、団塊の世代以降の、息子の〝**嫁**〟の中で、息子の両親の介護を担おうとする人たちは、**皆無である**といっても過言ではない。家族のあり方の時代的な変遷として、核家族化が進んだことで、息子の配偶者には、〝嫁〟として夫の親族の一員となるという考えはほとんどない。彼女たちは、舅、姑に仕えるといった、家族制度の中で従属する立場ではなく、一人の自立した女性であり、妻であるという意識しかない。このため、夫婦のそれぞれの親たちに介護が必要になった時、妻たちは自分の両親の介護を行い、夫の両親の介護は、夫とその兄弟姉妹の手にゆだねられることになっていく。

⑶〝わがままな〟親の介護

親たちに介護が必要になった時、親の性格が、介護の支障となることがある。比較的、従来から、おとなしく、我を通そうとしない、物わかりのいい親ならば、あまり問題は起こらない。子どもたちの意見に耳を傾け、子どもたちの介護の方針や具体的な方策を受け入れてくれるからだ。かりに、多少納得がいかなくても、我慢してくれる。

問題となるのは、従来から、他人の意見に耳を貸さなかったり、自分の考えを押し通したり、子どもの忠告を無視しがちだったりす

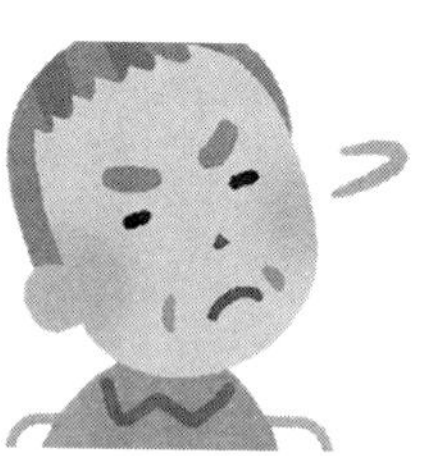

るような、敢えて言えば、〝我儘な〞性格傾向を持つ親たちである。これらの親が健康で自立した生活を送っている時は、子どもとの間であまり問題は起こらない。かりに自分のやり方を押し通して、本人が失敗したとしても、取り返しのつかないことが起こることは、稀だからである。ただ、親が高齢となり、判断力や理解力が落ちてきた時でも、これらの親たちは、まわりの、特に子どもたちの意見に耳を貸さないことがたびたびある。生活の仕方、家事のやり方、薬の飲み方等の医療の受け方など、自分の考えややり方を押し通し、子どもの忠告を受け入れようとしない。〝老いては子に従え〞といった格言は、この親たちには通用しない。

　このような親に対して、言うことを聞かせようと、怒鳴ったり、暴力を振るったりする子どもたちもいる。介護老人に対する家族内暴力（ＤＶ）のケースである。この結果、その行為が〝事件〞となり、行政や警察の介入を招く場合もある。以前にも述べたが、**〝相手を変えることは大変、自分を変える方が楽〞**である。この考えは、この場合にも当てはまる。つまり、親に対する強引なやり方を控え、多少妥協したとしても親の言い分を通すしかない。〝我慢〞が肝要である。そうでないと、両者にとって不幸な結果しか生じない。

　ちなみに、このように、子どもたちの忠告を聞かず、わがままを通そうとする親の場合、結果的には寿命を縮める場合が多いような気がする。事故や突然の病気、健康状態の悪化などで、死期を早める場合が多い。著者は、相談を受けた人たちに対して、「そのような性格も寿命の内」、「自業自得」であると伝えるようにしている。冷たいようではあるが、そう言うことで、親との無用な争いを避け、親の死に対する罪悪感を薄めるよう、心がけている。

⑷ もめない介護のやり方

これまでに、介護について、すでにいくつかの助言を述べている。ここでは、まとめの形で、再度、述べてみる。

二十数年前、著者の親の介護が必要となり始めた時、兄弟で集まったことがある。その場で、著者は〝介護の原則〟なるものを提案した。その一つが、「介護の方法ややり方は、**各々の考えに沿った形でいい**」というものである。つまり、あらかじめ、役割の分担などはせず、各自が介護のやり方を自由に決めるというものである。その裏の意味は、「ほかの兄弟の**介護のやり方に文句を言わない**」ということである。

すでに述べたように、親の介護のやり方に対して、不平、不満が起こり、それが兄弟間の争いのもととなる。争ったことで、介護の水準が上がればいいが、文句を言われた兄弟は、より介護から離れていくようになることが多く、結局、介護の質も低下する。たとえ、不満があってもそれを口にせず、他の兄弟の介護を肯定的に評価すれば、相手のモティベーションも上がるかもしれない。兄弟間でもめて、互いに嫌な思いもしなくて済む。この方が楽である。それでも不満が抑えられないようなら、信頼できる家族や友人に〝愚痴〟として聞いてもらえばいい。

政府は、介護者間における介護負担の差を、遺産相続に反映させる法案の提出を考えているようである。介護者の苦労を評価することで、在宅での介護を増やそうといった浅慮からなのであろうか。ただ、かりにこの法案が通れば、遺産を巡る争いは、一層、激しいものになる可能性がある。そもそも、介護の量や質を数値化することは困難であり、遺言があることで、介護の苦労が報われなくなる可能性もある。

二つ目に、介護される側の要請にすべて応えていると、いずれ、介護する側は疲弊してしまう。つまり、被介護者の要求と介護者の負担能力の間には、ずれがあることを理解するべきである。その理由は、すでに述べたとおりである。すべてにおいて生活が不自由になり、身内と切り離された被介護者の気持ちもわからないではないが、〝かわいそう〟だけでは、現実の介護は維持できない。すでに述べたが、介護は、日々のことだからである。

最後に、子どもたちの介護のやり方や方針に従おうとしない、いわゆる、〝我儘な〟高齢者に対して、パワーを行使することは控えなければならない。相手を変えようとすることは徒労に終わることが多いばかりでなく、トラブルに発展する可能性もある。「親が言うことを聞かないから」という理由で、親を虐待したり、殺したりするような事件は絶えないからである。

10 ウォーキング・リラックス・睡眠

(1) 運動不足と症状悪化の悪循環

この本で〝歩くこと〟を取り上げたのは、〝健全な精神は、健全な肉体に宿る〟といったような、日本の軍国主義時代にもてはやされた肉体の鍛錬を賛美するという意味からではない。

先にも述べたが、現代人の多くは、慢性的な運動不足

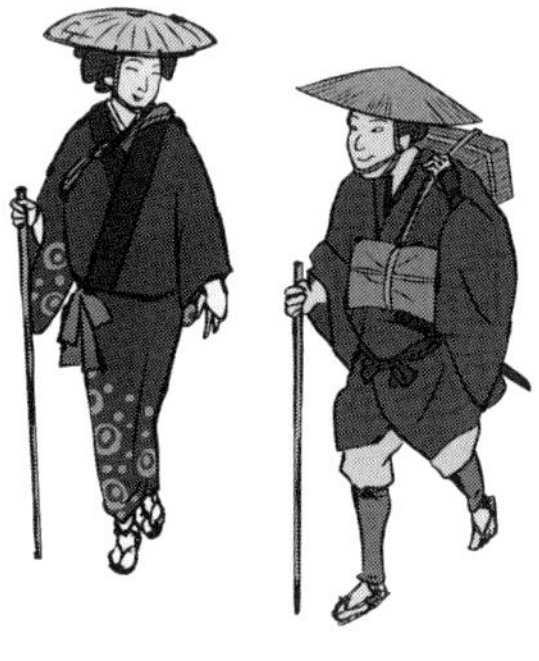

の状態にあると思われる。人類が狩猟や採取で食べものを手に入れていた時代ばかりでなく、江戸時代や明治時代など、わずか数百年前の人たちも、日々の暮らしを営むのに、常に体を動かさなければならなかった。その運動の主なものは、〝歩くこと〟である。買い物をするにも、ちょっとした用事を済ますにも、人と会うにも、仕事をするにも、すべて歩くことを必要としていた。江戸時代の人たちにとって観光でもあった、伊勢参りや大山参りなどの旅の時には、日々、20～30㎞もある宿場間を、歩くことを必要としたので、ほとんどの人たちは、その程度の心肺機能や脚力を持ちあわせていたものと考えられる。

それに比べ現代人は、ちょっとしたものはコンビニで簡単に手に入り、本格的な買い物には自転車や車を使い、通勤や通学時には電車やバスに乗っている。そのため、歩く距離は、昔の人たちと比べ、極めて短くなっているはずだ。先に述べたように、その運動不足が、さまざまな病気の発症と関係している可能性がある。

著者が日々の臨床で診ている患者の中には、メンタルが健康な人たちよりも、さらに動かない人たちがいる。たとえば、うつや神経症的な傾向のため、意欲が乏しかったり、人が怖かったり、外出が不安だったりするため、外出が極端に少なく、社会からひきこもっているような人たちである。彼（女）らの多くは、日中、ベッドやソファーの上で過ごし、その間、スマホでネットを見たり、ゲームをしたりしている。

このような極度の運動不足状態により、結果、体力は低下する。まず、心肺機能や筋肉量が落ちるので、家事や外出のため、少しでも体を動かすとすぐに息が上がったり疲れたりしてしまう。また、温度や気圧の差などの気候の変化により、体のだるさやめまいなど、自律神経の乱れによる症状が起こりやすくなる。また、免疫も低下するのか、風邪を引きやすくなったり、風邪が長引いたりするようになってしまう。このように体調がすぐれず日々の生活もままならない事態が起こってしまうのだが、そのことが、ただでさえ低い患者の自己評価をさらに低め、「情けない」、「自分はダメな人間だ」と自らを責め、落ち込んでしまう。このように、精神的な病のために動かないことが体力の低下を引き起こし、それが体調の不良を導き、さらには日常活動の低下へとつながっていく。それらのことが自己評価をさらに低め、落ち込んだり、人とのかかわりを避けることを助長したりする。まったくの〝悪循環〟である。

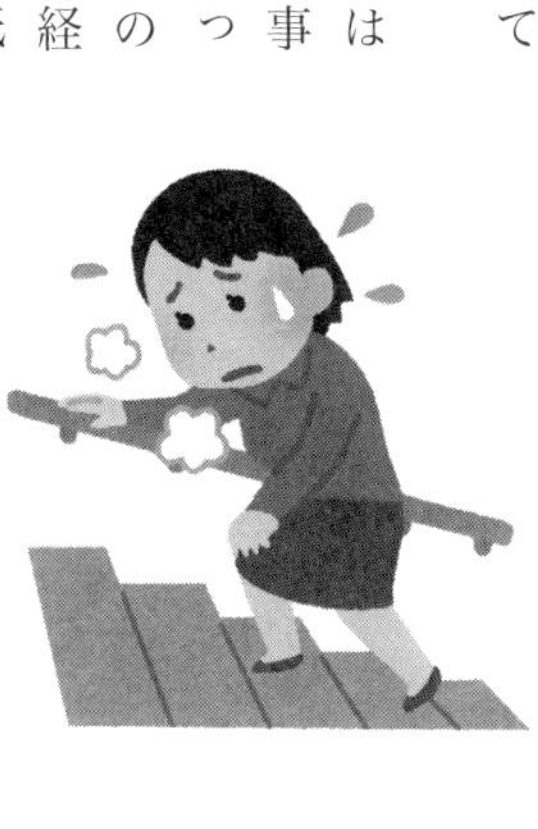

(2) ウォーキングのすすめ

　このような患者に対して、そのような悪循環について の説明をした上で、著者は歩くことを勧めている。最初 は、まだ体力がついていないので、無理をせず、短い距 離から始めるようにと伝えている。すこし、体力がつい てきたら、距離を伸ばしていったり、歩く速度を速くし たりすることを提案する。最も大切なことは継続するこ となので、景色がいいなど、患者が歩くことに多少でも興味の持てる場所を選んだり、友 人や家族と一緒に歩いたりすることも推奨している。歩くことが楽しくなったり習慣と なったりすれば、しめたものである。歩いたことで体力がつき、以前より体調もよくなり、 家事も進んでできるようになれば、自然と自信もつき、それは精神的な状態にも好ましい 影響をもたらす。

　歩き方であるが、まだ、歩き始めで体力のない時期には、一度に1時間以上、歩くよう なことはせずに、一日に、15分から30分間くらいの歩きを、一、二回に分けて歩くように した方がいい。そうでないと、歩いた後に疲れ果ててしまい、長続きできなくなってしま

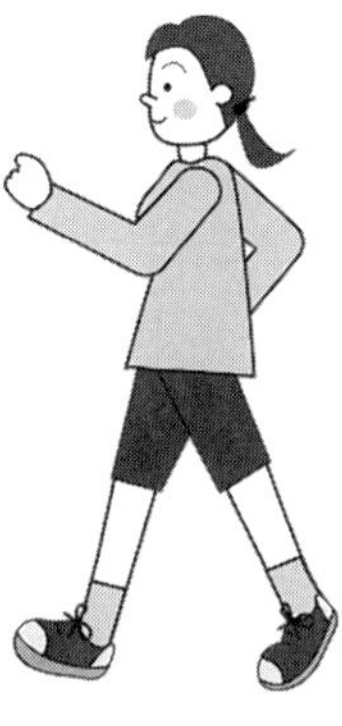

う。〝千里の道も一歩から〟である。また、歩き始めは、ゆっくりと歩いてもいい。それでは体力はつかないが、体調を維持するには十分役立つ。少し歩くのに慣れてきて、むしろ歩いた後、爽快感を感じるようになったら、次には、体力をつけるため、多少早歩きをするようにする。なお、歩く時間が取れないという人には、通勤や用事の際、電車やバスの一駅分の距離を歩くことを勧めている。また、歩き方としては、すり足や前かがみの姿勢で歩くのではなく、垂直に立った姿勢で、かかとから着地し、つま先で地面をけるような歩き方を勧めている。

(3) リラクゼーション

もう一つの大切なことが、身体をリラックスさせることである。精神科に受診する患者たちは、精神的なストレスにさらされていたり、日々無理な活動や多忙な生活を続けていたりするため、緊張状態にあることが少なくない。このような患者は、診察の時も身体が緊張しており、自然と肩が上がっている。その状態を患者が自覚できるように、なるべく、診察の場で指摘している。

その状態は交感神経が優位に働いている状態である。ご存知のように、自律神経には交感神経と副交感神経があり、**交感神経**は主に活動時、**副交感神経**は休憩時に働くものである。言わば、交感神経は**アクセル**であり、副交感神経は**ブレーキ**の役割をしている。緊張状態が続いているということは、アクセルを踏みっぱなしにしている状態であるともいえる。

一日の中で、自律神経である交感神経と副交感神経がバランスの取れた状態で働くのが、最も好ましい状態である。ところが、交感神経の働きが常に優位で、それが長く続いていれば、体や神経にさまざまな不調をもたらす可能性がある。その不調は、〝ありとあらゆる体の症状〟として表れる。もっとも一般的なものとしては、**頭の重さ（頭痛）**、**微熱（ほてり）**、**体のだるさ**、**めまい（ふらつき）**である。これらの症状が表れる前には、無理な神経の使い方がなされており、それらを、今後、重篤な病が起こることに対する〝**警告**〟と受け取ったほうがいい。ちなみに、**不眠**となるのは、日中、過剰に神経を使ったことで、脳の強い興奮が起こり、夕方以降もそれが鎮静に向かわないためである。その結果、寝つけなかったり、眠りが浅かったり、早朝に目が覚めたりしてしまうのである。そのほか、**動悸**、**呼吸困難感**、**腹痛**、**腹部の違和感**、**のどの違和感**、**異常な発汗**、**手足の冷え**、**立ちくらみ**などがあり、また、「これこれ」の症状と言葉で言い表すことが難しいような症状も、それに含まれる。

自律神経による不調が起きた時や、それを予防するためには、交感神経の優位の状態を変えるために、リラックスする必要がある。その方法も、数限りなくある。一般的なものとしては、**筋肉の弛緩、深呼吸（腹式呼吸）、瞑想、自律訓練法、散歩などの軽い運動、ゆったりできる音楽、ここちよい香り、低めの温度での入浴、ストレッチやマッサージ、ヨガや太極拳**などがある。さまざまに試してみて、自分に最も合うもの、継続できるものを選べばいいと思う。つぎに、いくつかについて、著者のやり方を具体的に述べてみる。

■筋肉の弛緩

全身の筋肉の緊張を緩めることである。肩が緊張していたら、腕が〝ぶらぶら〟となるようにしてみたらいい。そうすれば、緊張していた肩まわりの筋肉は弛緩し、肩の位置が下がってくる。「筋肉の緊張の抜き方がわからない」という場合には、一旦、筋肉を緊張させ、その後にその筋肉を緩めれば、うまく力を抜くことができる。

■腹式呼吸（深呼吸）

横隔膜を下げる（腹を膨らませる）ようにして、深く息を吸い、ゆっくりと吐くようにする。リラックスできると、グルグルと腸が動き始める。できれば、深く息を吸った後、しばらく息を止め、その後にゆっくりと息を吐く。

うまく腹式呼吸ができない時、「筋肉の弛緩」のところで述べたやり方と組み合わせてみるとうまくいく。つまり、息を吸い込むのと同時に、首や肩などの筋肉を軽く緊張させ、ゆっくりと息を吐くのと同時に、筋肉を弛緩させていく。

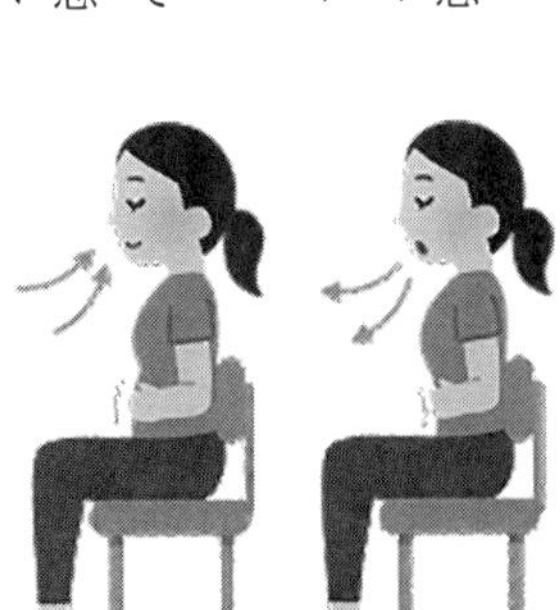

■ストレッチ

ご存知のように、精神的な緊張状態が続けば、筋肉が収縮し続けることで、筋肉は硬くなる。それによって、肩こりや頭痛などの身体症状が表れるばかりでなく、精神的な疲労も引き起こされる。その時、ストレッチで筋肉を引き伸ばすことで、体ばかりでなく心も軽くなり、リラックスした状態へと回復ができる。

さまざまなストレッチの方法があり、自分に合ったものを選べばよい。ちなみに、著者が主に試みているのは、肩や首や背中の部位のストレッチである。肩が凝ったり、疲れたりした時は、首を一方の肩側に傾け、そのままの姿勢で、目でその肩を見るように首を回旋させ、傾けた側の手で頭を押さえるといったストレッチ法である。その姿勢を30秒くらい続け、その後、他方の肩側で同じストレッチをする。

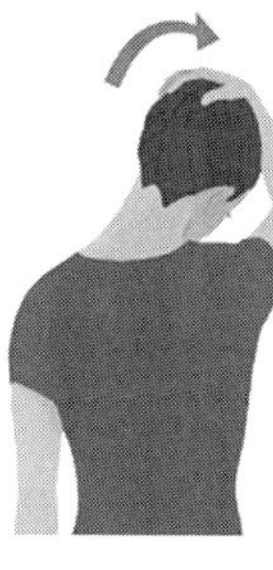

MEDIAIDより引用

従来からあるラジオ体操も、ストレッチの一種である。習慣にすれば、身体の硬さが緩和され、普段使わない筋肉や関節を使ったことで起こる、運動障害を予防することができる。

(4) 睡眠の大切さ

一時期、5時間くらいの短時間睡眠といった睡眠法がマスコミなどにもてはやされたことがある。それで睡眠は十分であり、しかも目覚めている余分の時間を有効に使えるメリットがあるといったものであった。だが、著者は自らの経験から、当時からそのやり方が一般的なものではないと考えており、患者に短時間睡眠について尋ねられた時も、それを試みることを決して勧めはしなかった。また、寝すぎることは身体によくないといった説もあるようだが、それにも著者は賛成はできない。なぜなら、まだ電気もテレビもなかった時代、つまり百数十年前には、人は10時間の睡眠をとっていたという事実がある。しかも、それが健康に害を及ぼしたという証拠はない。最近では、「睡眠不足が糖尿病を悪化させる」とか、睡眠不足はそれが借金のような形をとり〝睡眠負債〟として認知症などの病の要因となりかねないといった説がでるなど、適切な睡眠時間をとることの必要性が強調され始めている。

著者の経験や不眠傾向のある患者から得られるデータから見て、人は、一日、7～8時間くらいの睡眠をとることが必要であると考えている。体や頭を酷使した時には、さらに15～30分程度の追加睡眠を必要とする。

患者の中には、「8時間も寝ると、朝起きるのがつらくなる」と訴える人たちがいる。彼（女）らは、たぶん、心身の〝疲れ〟のために寝つきはいいが、日中の過剰な活動による脳の興奮のため、5時間くらいで目が覚めてしまうような人たちなのであろう。目覚めた時には、まだ脳は興奮したままなので、疲労を感じとることができず、「朝、すっきり起きられた」と錯覚しているような人たちと考えられる。

その彼（女）らが、十分な睡眠をとった場合には、朝起きた時、それまでの疲れが姿を現してくる。それを、「朝、寝起きが悪い」と思い込んでしまっているのである。つまり、十分な睡眠により、一旦脳の興奮が冷めると、覚醒のレベルが下がってしまうため、疲れた心身の状態を、**〝疲労〟**として感じることができるようになる。それは「あなたは疲れていますよ」といった脳からの**〝警告のサイン〟**である。それを適切に受け取り、日中の活動のレベルを下方調整することができれば、心身の健康を保てることになる。だから、そのような人たちが**〝疲労を感じながら生活すること〟**は、心身を健康に保つ上で大切なことであり、著者は、彼（女）らに、そのことを勧めている。

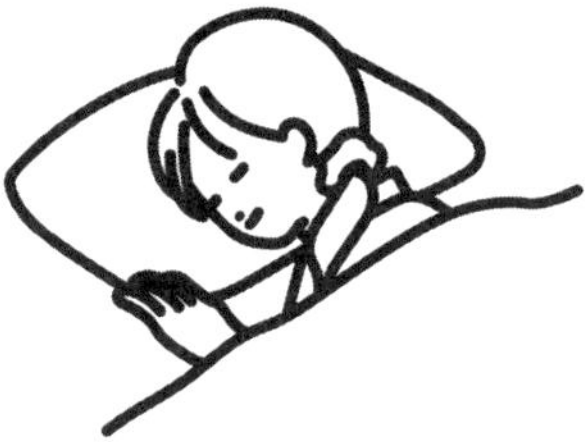

■うまく眠りに就くための工夫

本章の**4**の項でも不眠について述べたので、その内容についての重複は避ける。ここでは、薬以外で、眠りを助けるやり方について述べてみる。それらの方法は、すべて著者自ら経験したものである。

まずは、寝る前には**脳を興奮させない**ことが重要である。たとえば、寝る前の仕事やパソコン操作や議論はなるべく避けるようにする。また、昼間の活動による脳の興奮を寝る時間に持ち越さないよう、その興奮を下げるための試みが必要となる。それは、リラックスすることであり、すでに述べた、筋肉の弛緩、腹式呼吸などが役立つ。床に就く1〜2時間前から、リラックスを試み、それでも興奮が冷めない場合は、床に就いてからもそれを続ける。

つぎに、寝る時、さまざまな雑念や思考が浮かんできてしまう場合には、たとえば、**「ごみ箱」**を頭の中に思い浮かべ、それらをそこに**捨てることをイメージする**。何度も浮かべば、頭の中が空白となるまで、それを繰り返す。

これはポピュラーな方法だが、寝る時間に向かって**徐々に体温を下げる**ようにする。寝る直前に、熱いふろに入るのは、睡眠を妨げる可能性がある。

学生の時、よくわからないような授業を聞いている時、つい居眠りしてしまったことがあると思う。つまり、ものごとに興味が持てなくなると、人は眠くなってしまう。それを利用し、**理解が難しい本、読んでも面白くない本を寝床で読んでみる**というやり方である。眠れそうになったら、本を読むのをやめ、電灯を消すと、すぐに眠りに就くことができる。

これは、著者が昼寝をしたい時に用いるやり方だが、**テレビの音がやっと聞き取れるくらいに音量を下げる**というものである。その内容がはっきりとわかると、注意がその方に向かい、脳が働いてしまう。逆に、内容が聞き取れないと、頭の中に雑念や思考が浮かぶ余地を与えることになる。だから、その中間の状態をつくるのである。もし、この方法を、夜寝る時に使うときは、事前にタイマーをかけておくことが必要となる。

11 クスリのはなし

(1) どんな時薬が必要か

これまで、ものごとに対する考え方やふるまい方、また、日々の生活の仕方などについて述べてきたのに、一転、薬の話をするのを意外だと思うかもしれない。ただ、この本の、幹の部分は、精神科における薬物の氾濫を抑えることにあることは、すでに、第1章のところで述べている。だから、その薬についても話しておかなければならないと思う。

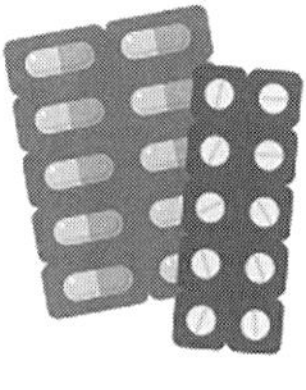

精神科の薬は、症状を緩和したり、消失させたり、予防したりすることに対して有効なものであるが、精神疾患そのものを完治させるようなものではない。つまり、〝対症療法〟として用いられる薬なのである。その薬を使うことを、著者は、必ずしも反対する立場には立っていない。適切に使いさえすれば、薬は精神疾患に苦しむ人たちの大きな助けになるからである。症状があることでその人たちの日々の生活にさまざまな支障が生じる。時には、その人たちのまわりの人たちにも影響が及ぶこともある。つまりは、仕事や家庭生

活や人間関係に問題が飛び火し、患者やその家族の暮らしをさらに悪化させる可能性がある。

そうなることを避けるため、著者は、症状をもつ患者に対して、「**とりあえず、〝普通に〟生活ができるようになるまで、**比較的軽めの薬を使ってみたらどうでしょうか」と助言している。普通の暮らしができるようになれば、精神的にも余裕ができるわけで、そうなれば、症状を生み出した原因を取り除くため、患者自身が考えたり行動したりすることもできるようになる。それにより、自然と薬を減らしたり、止めたりすることが可能になるはずである。

⑵ 薬の適切な使い方

さきに、著者は、〝適切に使えば〟といった前提を述べた。なぜなら、それは、現在、精神科医による薬物療法が必ずしも適切に行われていないからだ。それが薬物の氾濫の一因となっている。その理由の一つは、精神科領域の病の診断の仕方にある。たとえば、内科領域のほとんどの疾患は、その〝成因〟が明らかにされており、それに関連した検査法も確立されているので、適切な検査データさえそろえば、確実に病の診断をすることができる。それに対して、精神疾患の場合は、単に、その〝症状〟を主な診断の基準としており、血液検査や画像検査などの、精神疾患の成因につながる客観的なデータというものは、今のところない。したがって、たとえば、うつ病の〝チェックリスト〟なるものを用いた診断をすると、明らかに、臨床的に異種と思われる疾患や、単なる疲労までにも、〝うつ病〟といった診断が下される可能性がある。それにより、薬物療法が行われるわけであるから、当然、薬が効かなかったり、そもそも薬が必要ではなかったり、薬の服用で症状が悪化したりすることも起こりうるのである。

すでに第1章で述べたが、著者は、精神疾患の主な成因は、患者の気質や性格や素因にあると考えた。それらは生得的なもので、おそらくは遺伝子的で規定されているものと考えている。その後の生育環境によってそれらは多少影響を被るものの、その本質的な部分は不変であると考えている。そうした**性格や気質をもった患者**が、職場や学校や家庭などの**〝環境〟**からの精神的なストレスを受けると、それが**〝引き金〟**となり、症状が引き起こされてくるのである。

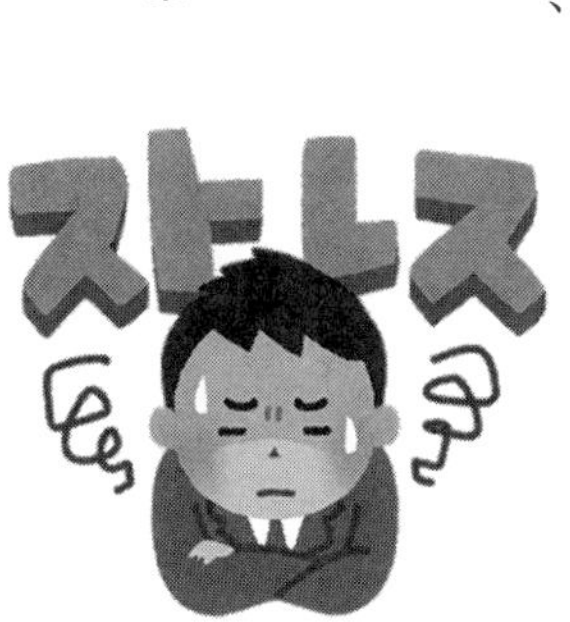

次の章で述べる、ヒステリー型性格の人たちは、気働きが多く、自らの考えにこだわりがちなので、他者と衝突したり、逆に、我慢を強いられることもあり、神経的には、興奮し、かつ、疲労をする。このため、脳の興奮を軽く抑えるような薬を使う方が好ましいわけで、それは、薬の分類では、抗精神病薬と呼ばれるものである。ただ、精神病の人に対して用いられるような類いの本格的な薬ではなく、効力の弱めな薬を、しかも、ごく少量のみ用いる。

また、強迫型性格の人たちは気が小さいので、精神的なストレスが引き金となり、過度に心配性になったり、不安になったりすることがある。したがって、この人たちに見られる精神疾患に対しては、より気を大きく持てるように、選択的セロトニン再取り込み阻害薬（ＳＳＲＩ）と呼ばれる抗うつ剤を、主な薬として用いる方が望ましい。

(3) 薬への依存の問題

精神科の薬における問題の一つに依存があり、それが精神科の薬を飲むことに抵抗を抱いている人が多いことの、主な原因となっている。

著者の経験では、薬への依存性があると考えられる薬物は、**〝睡眠導入剤〟**、**〝抗不安剤〟**、

〝抗うつ剤〟、**〝神経興奮剤〟**である。このうち、神経興奮剤は、その乱用が社会的な問題となり、その処方が制限されるようになったために、現在では、その薬による依存の問題は少なくなっていると思われる。

ところで、なぜ、それらの薬に対する依存性が高くなりがちかと言えば、それらの薬が**〝よく効く〟**からであり、また、その効果が明瞭で、それを患者が**〝自覚できる〟**からである。薬の利用者からすると、極めて**〝利便性が高い〟**ものということになる。あらゆることに言えることだが、利便性の高いものは利用頻度が高くなる傾向がある。スマートフォンが普及し、その性能や機能が向上するにつれ、スマホの利便性は高まり、それがないと生活ができないとまで言えるような状態、つまり、多くの人たちがスマートフォンに〝依存〟した暮らしになってしまっている。利便性の高い薬も、同じである。

ただ、依存といっても、麻薬のように、薬が切れるとつらい禁断症状が起きたり、薬のために生活が崩壊したりするような依存ではない。それは、「あると安心だが、ないと不安

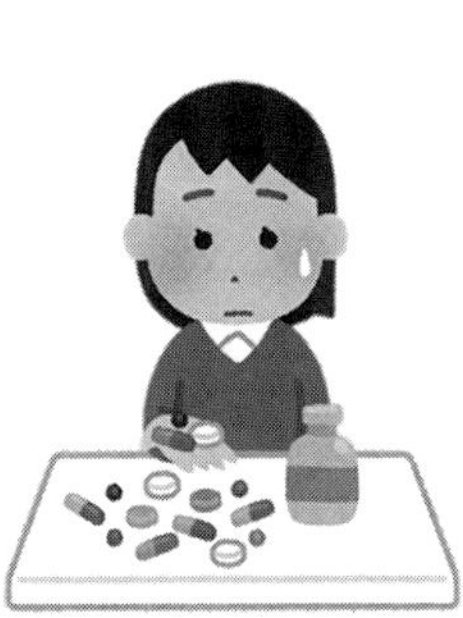

になる」といった、〝**精神的**〟**な依存**である。とはいえ、依存は依存であるから、その薬を手放すのが容易ではない事態に陥る。

それでは、どのようにこの依存を避ければいいのだろうか。第一に、なるべくそのような薬を使用しないことである。第二に、どうしても一時的には症状を改善するのに必要なものであった場合には、症状の改善後には、そのような薬から、順次、減量したり、中止したりすべきである。第三には、より依存性の少ない薬に代替していくべきである。第四として、すでに精神的に薬に依存した状態となってしまっている場合、その減量はできる限り注意深く行うべきである。急な減量により不安や不眠が再燃すると、その後の減量がより困難となってしまうからである。ちなみに、それらの薬も連用さえしなければ、依存という現象は起こらないはずである。服用する機会を必要最小限とすれば、もともと利便性の高い薬であるから、暮らしを楽にするために役立つのである。

⑷ 薬の減らし方

すでに述べたように、薬の服用を始めた後、それまであった症状がほぼ改善し、以前のような普通の生活を送れるようになった時、それが薬を減らし始めてもいい時である。この時、**「実際に減らしてみないと、薬が今のあなたにとって必要なものかがわからないから」**と、著者は薬の減量を患者に打診してみる。「薬が効いて、しかもなんともないのだから、止めなくてもいいのではないか」と言う人もいるかもしれない。だが、必要のないものをいつまでも飲み続けるのは、金銭的にも時間的にも無駄であり、薬を体外に出そうとする体の器官に負担をかけるので、有害でもある。

もちろん、「薬を減らすと、また、あの辛い症状が戻ってくるのでは」と不安感を抱いているような人には、無理に減量を勧めることはしない。不安やプレッシャーは、症状再燃の要因となりかねないからである。「減らしてもよさそうだと思える時まで減量をしないように」と、助言する。時には、減量という方法をとらず、自らの判断でいきなり薬を止める人もいるが、それでうまくいけば、もちろん、何の問題もない。ただ、一般的には、いきなり薬を止めた場合、症状が再燃することもありうるので、通常は、減量の方がベターだと考えている。

薬を減量する時、患者が複数の薬を服用していた場合には、**依存性の高い薬から順に減量する**ことが望ましい。依存性の高い薬とは、**睡眠導入剤、抗不安剤、抗うつ剤**である。その理由は、減らしづらい薬、止めづらい薬から止める方が、最終的に、薬をすべて止めるまでの時間が短縮できるからである。依存性の強い薬が最後に残った場合、それを止めるのに多大な時間と労力を要することになる。同じ抗うつ剤を複数服用していた場合には、抗うつ効果の高い薬から減量する方がいい。

減量の方法としては、たとえば、1日3回、毎食後に服用している薬ならば、その服用回数を徐々に減らしていくという方法がある。1日1回飲む薬なら、数日間隔で、減量した量で服用し、徐々に、その間隔を縮めていくという方法もある。たとえば、Aという薬を10㎎、夕方1回服用していた場合、週に1回は5㎎にして服用し、減量した服用の間隔を、6日に1回、5日に1回と、間隔を詰めていくというやり方である。錠剤をカッターで割って飲むというやり方もあるが、うまく割れないこともあるのが難点である。

著者は減量のやり方について患者に説明はするが、基本、いつ始めるか、どの方法で始めるかは、患者の判断に任せている。それで問題が起こったことはない。

第3章 新しい性格類型による心理療法

1 性格とはどんなもの

(1) 気質と精神障害

米国の心理学者であるクロニンジャーは、心理学や脳の働きの研究などをもとにして、人には三つの性格の要素（因子）があると主張した[1,2]。それらは、新しいものを追い求めるような性格傾向（**新奇追求**）、危険を避けようとする性格傾向（**危害回避**）、褒美の獲得に対してより関心の強い性格傾向（**報酬依存**）である。かりに、これらの性格因子の一つが強い人と弱い人では、与えられた〝刺激〟に対する〝反応〟の仕方が違ってくることになる。たとえば、〝新奇追求〟の性格傾向の強い人は好奇心が強く、新しい環境を与えられた場合、目新しいものを求めて、その環境を積極的に探索しようとするかもしれない。逆に、〝危害回避〟の性格傾向の強い人は慎重で臆病な性格だから、同じく新しい環境に置かれた時、危険に出会うことを恐れ、しばらくは、じっとまわりを観察しているかもしれない。〝報酬依存〟の性格傾向の強い人は、他人との交流といった報酬に喜びを感じるような人で、新しい環境が与えられると、まわりの人たちの手助けをしたり世話をしたりするなど、積極的に人とかかわろうとするかもしれない。

クロニンジャーは、後に、その三つの因子からなる性格を**〝気質〟**という呼び方に変える。そして、新たに〝性格〟と呼んだ、いくつかの因子を特定する。彼によれば、気質と性格の違いとは、簡単に言えば、生まれもったものか、言葉を自由に操れるようになった後に**学習**により獲得したものかの違いである。気質は、おそらくは**遺伝子**によって規定され、生まれながらに個人に備わったものである。考え方やふるまい方の選択というものは、自らの〝自由な意思〟によるものだと人は考えがちであるが、かなりの部分、この〝気質〟によって影響を受けているということになる。たとえば、「人はものごとに対してどのように考えるのか」、「出来事に対してどのようにふるまうのか（反応するのか）」、「人とどのようなかかわりを持とうとするのか」については、この気質が重要な役割を果たしている可能性がある。さらに、ある気質を持つ人が、ある環境の下で精神的なストレスにさらされた場合、ある特定の反応（症状）を示すわけであるから、気質と精神的な疾患には密接な関連があると考えられる。このように、人の考えや行動は、心理学や精神医学や精神疾患の理解にとって重要な要素であるのにもかかわらず、近年、精神科の臨床に携わったり、精神医学を学んだりしている人たちの中で、心理現象や精神疾患を性格との関係において理解しようとする人たちは少なくなっている。それは、欧米を中心に、心の動きを単に脳の働きによって起こるもの、また、精神疾患も脳の働きの異常として見る研究者が主流になっていることによるのではないだろうか。

(2) 新しい性格類型

著者は、長年の臨床研究から、一連の、とても似通った考え方や行動の仕方をする、つまり、ある性格傾向をもつような人たちの一群というものがあるのではないかと考えるようになった。日々の臨床の積み重ねの中で、それが次第に精緻なものへと形作られ、次のような性格類型として結晶化していった。それらは、**ヒステリー型性格**、**強迫型性格**、**回避型性格**、**パニック型性格**、**統合失調型素因**、**境界型性格**と、最近特定した**双極型性格**、**妄想型性格**である。統合失調型のみ、素因としたのは、より生物学的な傾向が強いだけで、広い意味で、気質には変わりないと考える。[3]

これらの性格類型の特徴は、ある精神疾患に一対一で対応するものではなく、いくつかの精神疾患にまたがって存在する、言わば、〝**疾病—横断的**〟なものである。たとえば、ヒステリー型性格の人たちの精神疾患には、身体表現性障害、解離性障害、軽症うつ病、気分変調症、パニック障害、不登校などがある。逆に、パニック障害と診断される人たちの中には、パニック型やヒステリー型といった、異なる性格類型の人たちがいる。疾患と一対一で対応しておらず、従来の〝病前性格〟というものとは、異なった発想から生まれてきたものである。つまりは、〝まずは性格類型ありき〟であり、後に精神疾患があるという考え方に基づいている。

さらに、これらの性格は、必ずしも、精神疾患にかかっていない人たちにも見られるもので、精神医学だけでなく、心理学にも適応可能なものであると考えている。ちなみに、おそらくは、占いや人生相談や小説の中の登場人物の性格設定といった、より一般的な領域にも利用可能なものである。

つぎに、代表的な性格の型と、性格型に関連する事柄について述べてみる。ヒステリー型と強迫型と回避型の三つの性格についてである。これらを選んだ第一の理由は、比較的、ポピュラーに見られる性格であるからだ。２０１３年、著者のクリニックに初診で訪れた患者の性格の型について調べてみたことがあるが、全体の中で、ヒステリー型は45％、強迫型は19％、回避型は13％であった。その三者で、全体の４分の３近くを占めることになる。その後の初診患者を見ていても、その比率は、あまり変わらないように思う。

第二の理由は、以前、ヒステリーと強迫神経症が〝二大神経症〟と呼ばれた時代があったからだ。世界的に統一された診断基準が生まれると、ヒステリーや神経症という用語は消え、強迫神経症も強迫性障害と名を変えたが、先人のその分類には深い含蓄があったと著者は考えている。というのも、さきに述べたクロニンジャーの性格理論によれば、ヒステリー性格の人たちは、新奇追求や報酬依存の傾向がより高い水準にあり、危害回避の傾向の水準は低い人たちである。逆に、強迫性格の人たちは、危害回避の傾向がより高い水準にあり、新奇追求と報酬依存の傾向がより低い水準にある人たちであるとされている。このように、両者は正反対の気質や性格をもつような人たちなのである。回避型性格については、そのような対比となる特性はないが、この性格をもつ人たちの疾患は、同じく神経症領域のものがほとんどであり、大きく神経症の範囲に含まれる性格型と考えられる。次の項では、三者の特徴的なありようを、〝攻め〟のヒステリー型、〝守り〟の強迫型、〝逃げ〟の回避型という呼び名で紹介しようと思う。

【参考文献】

1）Cloninger, C. R.: A unified theory of personality and its role in the development of anxiety state. *Psychiatric development*. 3; 167–226, 1986.

2）Cloninger, C. R.: A systematic model for clinical description and classification of personality variants. *Archives of general psychiatry*. 44; 573–588, 1987.

3）志村宗生『性格と精神疾患』金剛出版、東京、２０１５年

2 〝攻め〟のヒステリー型

(1) ヒステリーとは？

ご存知のように、ヒステリーという言葉は、「感情が抑えられず、激しく泣いたり怒ったりしやすい人（状態）」といった意味合いで一般的に使われている。その語源は〝**子宮**〟を意味する古代ギリシャ語で、古代ギリシャにおいては、女性の身体的・精神的な病を指す言葉としても、すでに用いられていた。神経学や精神医学が発展を遂げた近代においては、精神的な葛藤によってさまざまな身体症状や一時的・部分的に記憶がなくなるといっ

た精神症状の見られる人たちに対する診断名として、ヒステリーという用語が充てられている。

近年、精神疾患の診断名やその診断基準の国際的な統一が試みられ、ヒステリーは神経症の一種であるという意味で、ヒステリー神経症という診断名で呼ばれるようになった。だが、それが改訂される過程で、「あいまいで多義的である」という理由から、ヒステリーといった診断的用語は消えてなくなる。代わりに、「歩けない、立てない」などの運動障害や知覚麻痺のような身体症状を示す疾患は〝転換性障害〟と、また、一時的・部分的に記憶がなくなるような精神疾患は〝解離性障害〟と呼ばれるようになった。ところで、近年、そのような、やや派手で劇的な症状は影を潜め、一方、動悸や呼吸困難やめまいなどの自律神経系の異常を示す患者が増えている。ともあれ、著者は、ヒステリー神経症に見られるような症状をもつ人たちに共通する性格的な特徴を拾い集め、それらをもつ人たちの性格傾向をヒステリー型性格として類型化した。

⑵ ヒステリー型性格の人たちの特徴

a　ものごとに対する考えの〝基準〟があること

この一群の人たちは、仕事や家事などの日常生活の中の、さまざまなものごとに対して、〝～する方がいい〟、とか〝～が正しい〟、〝～あるべき〟、〝～すべき〟といった、**〝自分なりの〟考え方や〝基準〟**をしっかりと持っていることが多い。ものごとへの、ある種の〝こだわり〟と言ってもいいと思う。

ただ、そのこだわりは、どちらかというと、瑣末なことである。たとえば、〝不要な灯りは消すべき〟とか、〝ものは一定の場所に置く（返す）べき〟、〝家の中を散らかしていてはいけない〟、〝人に対しては公平・平等にふるまうことが正しい〟といったものである。

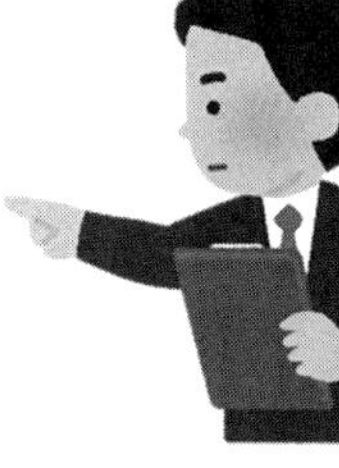

ただ、このような自分の意見や考えを〝他人〟に押しつけ、それで人と揉めるようなことは、通常、避けようとする。それで、言わずに我慢したり、相手を選んで言うようにしたり、反発されないようにやんわりと言ったりする。たぶん、自らの意見を言ったために相手から何らかの反撃を受けることは、この人たちにとって精神的に傷つく体験であり、それを避けたいからなのであろう。ただし、その相手が家族やつき合っている異性などの、

いわゆる、〝身内〟である場合には、通常、彼（女）らは我慢をせず、自分の考えを強く主張したり、時に、相手に押しつけたりする。ただし、相手には相手の考えがあるので、すんなりとは自分の基準を受け入れてくれるとは限らない。その結果、〝身内〟との間に摩擦や衝突が起こることも少なくない。特に、その〝身内〟の性格が同じくヒステリー型である場合などには、互いに自らの主張を一歩も譲らないため、たびたび衝突を繰り返したり、時に大喧嘩になったりすることもある。衝突の後も、彼（女）らの中には、〝納得がいかない〟といった感情が残り、相手に対する〝**不満**〟が生じる。他人であれば、かかわりを避ければある程度解決することではあるが、身内の場合には、なかなかそれも難しい。不満の渦の中で、にっちもさっちもいかない事態が生じる。心理学的に言えば、〝**葛藤**〟である。この不満を吐き出せない場合、彼（女）らの中に精神的なストレスが次第に溜まっていく可能性がある。

出会った医師や心理士が自分を受け入れてくれると患者が感じた場合、その患者たちは医師らに対してその不満を吐き出すだろう。患者の語る、この〝不満〟も、彼（女）らがこの型の性格かどうかを決める上での、判断材料の一つとなる。

ちなみに、このような基準を前もって持つことの〝プラス〟の点もある。つまり、〝どうあるべきか〟、〝どうすべきか〟など、ものごとについての基準を、その都度考える手間がいらない。この意味では、そのことは、外界に対して働きかける際に、いわば、〝省エネ〟として機能するといった側面をもつ。

b　ものごとを〝きちんとやる〟傾向

この一群の患者たちは、仕事でも家事でも、自分が〝こだわっていること〟に関しては、いい加減にやるのが嫌いで、〝きちんと〟やらないと気が済まないといった傾向を持つ。できれば、**〝完璧に〟**やりたいと思っている。ものごとがきちんとできた時、これらの患者たちは、「できた！」、「やった！」といった満足感や**〝達成感〟**を得ることができるという。ただ、彼（女）らは、日常の作業をすべて完璧にやり遂げようとするわけではない。自らのこだわりのないことに対しては極端にいい加減なところもある。

〝きちん〟とやろうとすれば、かなりの集中力を要する。そんなふうに仕事や作業を行うことは、神経の興奮と疲労を彼（女）らにもたらす可能性があり、それが動悸や呼吸困難感などの発作や

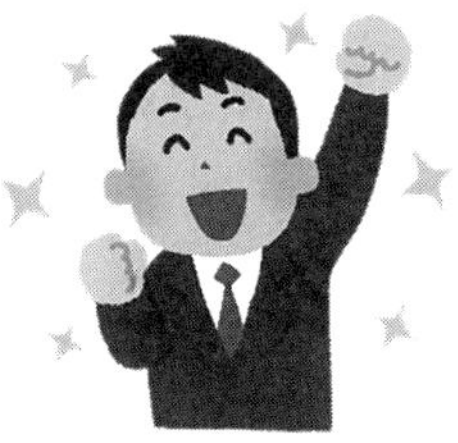

気分の落ち込みを引き起こす一因となる。

c　スケジュールを決め、予定通りに行動する傾向

この性格型の人たちは、平日や休日の過ごし方ばかりでなく、旅行や遊びにおける時間の使い方についても、あらかじめ、一日のスケジュールをきっちりと決め、その予定通りに行動しようとする傾向がある。〝完璧な〟時間の使い方という点では、前項のｂと関連することかもしれない。彼（女）らは、そうでないと、「時間がもったいない」と言う。また、そうすることで、「仕事全体が完璧になる」と言う人もいる。ものごとが予定通りに進んだ場合には、彼（女）らは達成感を得ることができる。ただ、それが自分だけのことならいいのだが、彼（女）らの決めた予定を身内の人たちにも強要することがある。その際、その通りに身内が動けない場合、彼（女）らは、不機嫌になったり、身内の人たちに当たったりする。

このように、一日の予定がびっしりと詰まったスケジュールに沿って活動することになるわけで、当然、一日の生活における活動は〝バタバタ〟したものになりがちである。それは、ｂと同様に、彼（女）らに興奮と疲労をもたらす。

d　世話好き、お節介

この一群の人たちには、「人を喜ばせたい」といった欲求からなのか、人に何かをしてやろうとする傾向がよくみられる。つまり、多少とも気に入った相手に対しては、ものをあげたり、便宜を図ってあげたり、教えてあげたりする。よく言えば、親切で、悪く言えば、お節介であり、親切の押し売りである。

この傾向の有無について患者にたずねる時、著者は、「部活動や仕事の中で、後輩や部下に対して親切に教えたり手伝ってやったりするなど、面倒を見る方ですか、どちらかと言うと、あまり面倒を見ない方ですか」とたずねることにしている。後に述べる、強迫型性格の人たちの場合、このような世話好きな傾向はない。それが求められている〝責務〟であれば、やむを得ず面倒は見るが、それがなければ、彼（女）らは進んで世話をしたがる人たちではない。

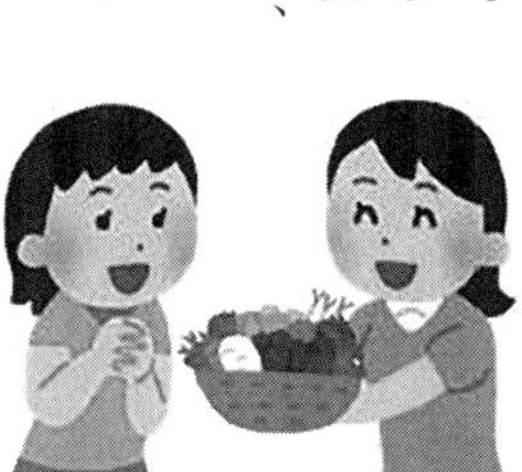

この世話好きな傾向やお節介が、時に、対人関係場面で軋轢を起こすことがある。つまり、良かれと思い、人に世話を焼こうとするが、時に、それをあまり良くは思わず、「余

計なお世話だ」と思う人がいる場合である。また、この性格の型の女性の中には、子どもが大人になっても、子どもに対する世話がやめられず、「やってあげている」のに、子どもが彼（女）らのいうことを聞かないと不満に思うような場合がある。結果、それがその人たちに悩みや不安・緊張をもたらす。

余談ではあるが、ヒステリー型の性格の女の人たちは、この世話好きな傾向から、条件さえ整えば、子どもを作ることにあまり躊躇がないように思える。つまり、彼女らは、子どもの世話をすることに喜びを感じることが多い。ただ、子どもの世話に対する喜びは、子どもが比較的小さい頃に限られ、子どもに思春期の反抗が始まり、親のコントロールがうまくいかなくなると、子育ては逆に葛藤の種となる可能性がある。

e　人に気を使う傾向

前向きで、人付き合いが得意といった性格傾向の反面、特に人との関係では、〝人に嫌われていないか〟といった心配があり、嫌われないよう、まわりに気を使う傾向がある。また、人の集団の中にいる時、〝みんなに好かれたい〟といった願望から、相手が好む話題を出したり相手に対して過剰に話を合わせようとしたりするなど、まわりに気を使う傾向がある。このことも、神経の疲労や興奮を引き起こす一因となっている。

このような傾向は、初対面であいさつをした時、〝愛想笑い〟をするという形で表されることがあり、著者が、この型の性格の人たちかどうかを見分ける時の、最初のサインとなりうる。

f　相手をコントロールしようとする傾向

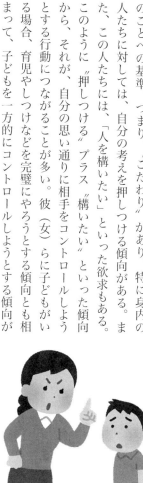

すでに述べてきたように、この型の性格の人たちには、ものごとへの基準、つまり、〝こだわり〟があり、特に身内の人たちに対しては、自分の考えを押しつける傾向がある。また、この人たちには、「人を構いたい」といった欲求もある。このように〝押しつける〟プラス〝構いたい〟といった傾向から、それが、自分の思い通りに相手をコントロールしようとする行動につながることが多い。彼（女）らに子どもがいる場合、育児やしつけなどを完璧にやろうとする傾向とも相まって、子どもを一方的にコントロールしようとする傾向が

見られる。だが、子どもは思い通りにならないことが少なくないわけだから、その場合は、子どもからの反発や子どもとの衝突が起こり、このため、苛立ったり、悩みや葛藤を抱えたりすることになる。

ところで、ものごとへのこだわりの強い人たちは、家族の別の誰かが家事をする場合にも、そのやり方がすべて〝自分と同じ〟でないと気に入らない。そこで、少しでもやり方が違うと、相手に対して注文をつける。「違う」と言われた家族は、当然、面白くはないから、反発をする。その結果、喧嘩になったり、「もう、それには手を出さない」と、その家事をやらなくなったりすることになる。

また、より攻撃的な傾向の強いヒステリー型性格の人たちのケースではあるが、その人たちの中に、職場で自らの部下や後輩に対して、一方的に自分の考えを強く押しつける人たちがいる。それはパワハラやモラハラにもなりかねない、社会的にも問題のある行動である。だが、その人たちは、自らの〝基準〟なるものは間違っていないと思っていることが多く、彼（女）らがそのことを自覚したり反省したりすることは少ない。

g　些細なことで心が折れる

通常、前向きで明るい性格なのだが、ひとたび、仕事などでのミスや失敗とか、人間関係でのトラブルなどの悩み事や心配事が生じると、それがさほど重大なことではない場合でも、それを一時的に引きずり、不安になったり落ち込んだりする傾向がある。たぶん、ものごとがすべてうまくいっていないと落ち着かないのかもしれない。ただ、その落ち込みや不安は、通常、数日くらい、長くとも一週間のうちには、誰かに相談したり慰められたり、気持ちを切り替えたりすることで消え、精神的に立ち直ることができる。

ちなみに、次に述べる強迫型性格の人たちの場合には、それらのことが起きても、心が折れるのではなく、それらのことに付随する不安等にひたすら耐える傾向がある。それらのことが二度と起きないようにひたすら熟考するといった行動をとりやすい。

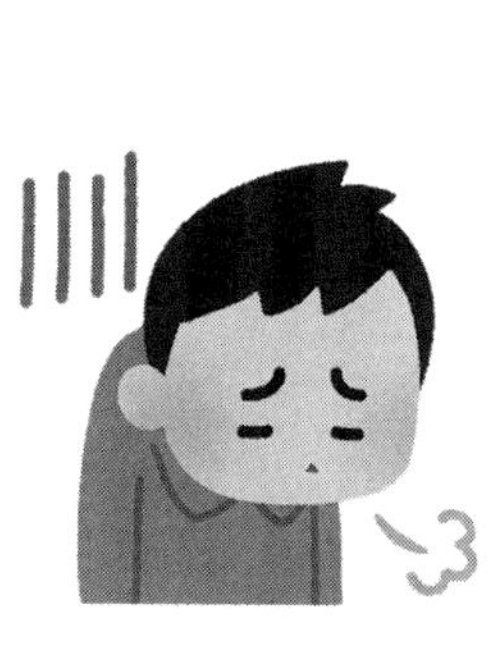

h　心的外傷や挫折体験を受けやすい傾向

すでに述べたように、この性格傾向の人たちは、元来、明るく、ものごとに対して前向き、人づきあいもいい人たちである。その反面、たとえば、虐待やいじめといった、人から精神的に傷つけられるような体験をすると、それが心的外傷になりやすい傾向がある。明らかな虐待やいじめではなくとも、人間関係の上での衝突や軋轢も、心的外傷になることがある。ちなみに、精神分析学の創始者であるフロイトは、幼児期における性的な出来事が心的外傷となり、それが抑圧された結果、そのエネルギーが身体的な症状に転換され、ヒステリー症状が表れると述べた。ヒステリーの心的外傷説である。

この心的外傷による**フラッシュバック**（反復想起）が起こると、彼（女）らに怒りや落ち込みが表れる。この感情を処理するため、リストカットなどの自傷行為や過剰服薬（ＯＤ）が繰り返されることもあり、これらの激しい行動化のため、境界性パーソナリティ障害と誤診されることもある。

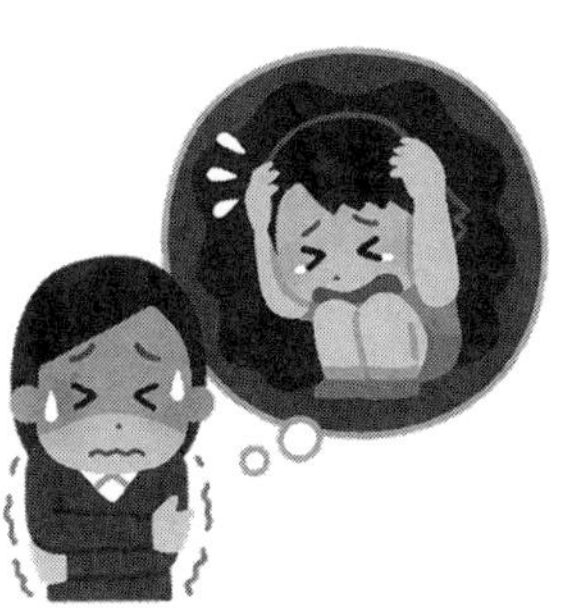

この人たちは、もともと、ものごとに対して積極果敢に立ち向かっていこうとするような人たちである。だが、仕事や私生活上で比較的に重大なことがうまくいかないことがあると、時に、それが挫折体験となり、一転、〝気弱〟になってしまう傾向がある。つまり、強い反面、折れやすい傾向がある。

i　過呼吸

全員ではないが、この性格傾向をもつ人たちには、過去に過呼吸発作を起こしている人たちが少なくない。この型の人たちは、すでに述べたように、バタバタとした生活が続いたり、人への気遣いが多かったりするので、神経的に興奮しがちである。また、身近な人たちとの間で精神的な葛藤を抱えやすいので、我慢を重ねることも多い。これらのことが、息苦しさや呼吸困難感や過呼吸を引き起こす場合があり、患者がこの型の性格であるか否かを見分ける時の、参考となる。

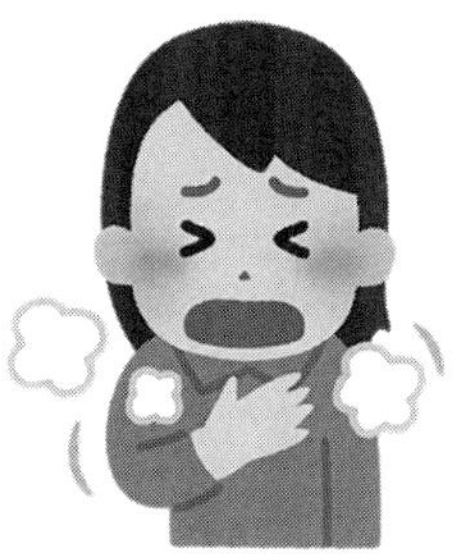

j　人と比べること

この型の人たちの関心や注意は、自らの〝外部〟に向く傾向がある。なので、どうしても、まわりの人たちのことが気になってしまい、まわりの人と自分とを比べてしまいがちである。まわりの人たちと比較した時、普通、まわりよりも優れていると感じる場合もあれば、劣っていると感じられる場合もあるはずである。ところが、この型の人たちは、基本的に向上心が強く、〝上〟ばかりを見る傾向がある。このため、人との比較においては、自分よりも優れた人たちと比べる。その結果、自分が劣っていると感じがちで、ひそかに〝劣等感〟を抱いている人たちが多い。その点で、自分に自信のない人たちも少なくない。

k　防衛的な傾向

過去において、自分の性格に対して批判的な観点から指摘をされたことのあるヒステリー型の人たちの中には、自らの性格を聞かれた時に、「あまりこだわらない」とか、「完璧症でもない」など、自分の性格についてすんなりと認めたがらないことがある。つまり、〝防衛的〟な態度を取る。それは、〝気が小さい〟などの自分の弱みも含め、比較的、すんなりと認める強迫型の人たちの態度とはまったく異なるものである。

(3) ヒステリー型性格の人たちに見られる精神障害

・身体表現性障害（自律神経失調症）

すでに述べたように、彼（女）らには、神経的に無理をする傾向があり、それが神経（脳）の興奮と疲労をもたらす。

神経の興奮が続けば、本来、興奮と鎮静のバランスがうまく取れていることで正常に働くはずの自律神経系に異常が生じる。自律神経は、ほぼ身体のすべてに張り巡らされているものであるから、ありとあらゆる身体症状が表れてくることになる。一般に、自律神経失調症と呼ばれるものの、主な症状は、倦怠感、ほてり（微熱）、頭重感（頭痛）、めまい（ふらつき）である。それ以外にも、動悸、呼吸困難感、体の痛み、耳鳴り、喉の違和感、腹部の違和感などがよく見られる症状である。このように精神的なストレスで起こるような身体症状がある場合、以前は心身症という疾患名で呼ばれていたが、現在では〝身体表現性障害〟という診断名がそれに対してつけられる。

【事例1】60歳台後半、女性、会社役員

当院※受診の2年前、夫が病で倒れ、その介護が始まる。これまでの仕事に介護の負担が加わり疲労がピークに達した。そこで、会社に役員退任を申し出るが、後任の人がなかなか見つからず、仕事を辞められない状態が続いていた。そのような状況の中で、時に部位は移動するものの、主に左下腹部の痛みや違和感が始まる。内科でさまざまな検査をするが、その原因が見つからず、その内科からの紹介で、当院を受診する。

スルピリド（ドグマチール）、クロチアゼパム（リーゼ）を服用後、速やかに症状は消失する。その後、クロチアゼパムの方から減量し、続いて、スルピリドを減らしている。一時、薬の服用をすべて止めてみたが、時に軽めの症状が出現することがあり、その時のみ、一時的に薬を服用している。

※〝当院〟とは、著者の診療所を指す。

【事例２】40歳台後半、女性、主婦

受診のかなり前から、閉ざされた空間の中で恐怖や不安を感じる傾向があった。当院受診の２カ月前、ＭＲＩ検査を受けた後、身体が揺れていると感じる、歩いた時に足元がふわふわする感じがする、部屋の床が斜めに見える、といった症状が表れる。

耳鼻科を受診するが、ストレスで症状が悪化することから精神的な病の可能性があるとのことで、当院を紹介され、受診する。スルピリド、クロチアゼパムを処方したところ、少しずつではあるが、前記の症状は改善に向かう。ただ、スルピリドの副作用のせいか、体重がかなり増えたとのことで、ペルフェナジン（ピーゼットシー）に置き換える。ほぼ日常生活が普通に送れるようになり、パートでの仕事を始める。時に、軽い症状が表れるが、それに対する不安はなく、生活への支障はないとのことである。

■ 解離性障害、転換性障害

そもそも〝ヒステリー〟という病によく見られたものが、解離性障害と転換性障害である。解離症状とは、一時的、または、断片的に記憶がなくなる〝健忘〟、その間の記憶を喪失した状態で失踪するといった〝遁走〟、精神的な要因で意識障害様の状態を呈する〝昏迷〟、人格が交代する多重人格（同一性障害）、狐など何ものかに取り憑かれるといった〝憑依〟などがある。

転換症状には、運動神経系のものとしては、立てない、歩けないといった失立・失歩、けいれん発作、弓のように体が反る後弓反張があり、知覚神経系のものとしては、身体の各所の部位の知覚低下や麻痺、声が出なくなる失声、視力が低下する心因性視覚障害などがある。ただ、このような症状を呈する人たちは、近年、かなり減り、その症状も軽症化している。

【事例3】10歳台後半、男性、解離性障害

呼吸困難感（過呼吸）、手のしびれ感等の身体症状で始まり、その後、ふらつき、全身の痛み、健忘等の症状や〝立てない、歩けない〟といった状態が認められたため、かかりつけの内科からの紹介で、当院を受診する。初診時、薬はペルフェナジン（ピーゼットシー）やクロキサゾラム（セパゾン）を処方し、その後、アリピプラゾール（エビリファイ）を追加で処方する。徐々に症状の改善が認められたが、嫌いな授業がある時などには、ふらつきが見られるとのことであった。学校には短時間しかいることができず、通学の途中で倒れることがあるとのことで、さらに薬を調整する。半年後、在学していた高校に通うのは難しいとのことで、通信制の高校に転校する。その後は、ふらつくこともないとのことである。

■軽症うつ病、気分変調症

神経の疲れにより、この性格型の人たちには、うつ症状がよく表れる。〝うつ〟とは、やる気がなくなったり、ものごとへの興味が薄れたり、集中力が低下したりする状態である。ただ、ヒステリーの人たちのうつ状態は、通常、軽症である。また、人によっては、数日間くらいの一時的なうつ状態が、長い間にわたり繰り返されることもあり、その場合には、〝気分変調症〟といった診断名がつけられることになる。

【事例4】60歳台後半、女性、軽症うつ病、広場恐怖

定年後、それまで通っていた書道教室の先生の、身の回りの世話や教室の手伝いをするようになる。その先生が亡くなり、また、その後の教室の運営のことでトラブルが起こる。自らに病気が見つかった後しばらくしてから、気分が憂うつである、テレビが面白くない、食欲が低下して体重が減少する、家でじっとしていられない、夜も眠れない、といったうつ症状が表れる。ちなみに、20年前、電車の中などの閉鎖された空間で恐怖感に襲われたことがあり、それ以来、電車には乗っていないとのことであった。

このような症状のため、当院を受診し、スルピリド（ドグマチール）、クロチアゼパム

（リーゼ）などの薬を処方される。その後、徐々にうつ症状は軽快に向かい、少しずつ電車にも乗れるようになる。症状の改善に伴い、普通の生活を営めるようになり、ゆっくりとだが薬の減量が試みられている。

■不眠症

神経の興奮により、当然、睡眠の障害が起きてくる。神経の過度な活動により、神経は興奮し、その状態のままで夜を迎えてしまうと、寝つけなかったり、眠りが浅かったり、早朝に目が覚めたりする。それが続けば、眠れないことへの恐怖心が生まれ、寝る前に、眠れるかどうかが不安になったり、なかなか寝つけないと焦ってきたりして、それが不眠の一因となってしまう（第2章4を参照）。

【事例5】70歳台、男性、無職

当院を受診する20年前、足の手術のために入院した際に不眠となり、それ以来、ずっと睡眠導入剤を飲み続けている。通っていた医療機関が閉院したため、当院を受診する。これまで服用していた睡眠導入剤に加え、クエチアピン（セロクエル）とクロキサゾラム

（セパゾン）を寝る2時間前に服用するよう、処方する。その後、少しずつ睡眠導入剤を減らすことが可能となり、最終的に、すべて服用を止めている。寝る2時間前の薬は引き続き服用しているが、それも減量を試み始めている。

■パニック障害

同じく神経の興奮が積み重なると、パニック発作という形でその興奮が放出されることもある。発作が起こると、動悸、息苦しさ、めまい感、体のしびれなどの身体症状や、不安・恐怖感に突然、襲われ、「死ぬのではないか」といった恐怖のためにパニック状態となり、救急車が呼ばれることも少なくない。

【事例6】30歳台前半、女性、主婦

当院受診の10年前からパニック障害で精神科に通院歴があり、長い間、抗不安剤の服用を続けていた。だが、妊娠したことで服薬を中止したため、電車やバスや高速道路での車に乗ること、また、歯科への受診はできないままであった。東日本大震災後に、子どもと二人だけでいる状況になると不安に襲われ、過呼吸、嘔吐、めまい等の症状が起こるようになり、当院を受診する。ペルフェナジン（ピーゼットシー）、ロフラゼプ酸エチル（メイラックス）を処方する。その後、過呼吸等の身体症状は改善をみせる。また、事前にアルプラゾラム（ソラナックス）を頓用として服用しているものの、歯科を受診したり、渋滞の起こる一般道や高速道路で車に乗ったりすることもできるようになる。ただ、時に、子どもと二人でいる時に不安から過呼吸気味となることがあり、その時のみ、頓用を服用している。

【事例7】10歳台後半、女性、学生

当院受診の8カ月前くらいから、通学のための電車に乗ったり、学校に近づいたりすると動悸や吐き気などが起こるようになる。そのため、精神科を受診するが、症状が改善せず、担任の先生の紹介で当院を受診する。なお、この症状のため、2週間ほど学校を休んでいるとのことであった。

ペルフェナジン、ロフラゼプ酸エチルによる薬の治療を始め、次第に電車にも乗れるようになり、時々遅刻はするが登校できるようになる。出席日数がぎりぎりで、留年の恐れもあったが、なんとか高校を卒業する。その後は、アルバイトで働き始め、当初は緊張感で具合が悪くなることもあったが、次第にそれもなくなり、薬は続けているものの順調に生活を送っている。

(4) ヒステリー型性格の人たちへの治療

a 薬の使い方

この性格傾向をもつ人たちは、よく言えば、何事にも前向きで積極的で、攻めの姿勢が強いのだが、悪く言えば、日々の生活で無理をしがちな人たちである。たとえば、ものごとを〝きちんと〟、〝しっかりと〟やろうとしたり、まわりの人に気を使いすぎたりすれば、それは神経(脳)を過剰に働かせてしまうこととなる。また、納得いかないことに我慢を続ければ、イライラ感など、神経的な興奮をもたらすだろう。神経の興奮は睡眠時間の減少を引き起こし、それが神経の疲労回復を損なうといった悪循環となり、最終的には、神経疲労に終わる。また、まわりの人を気にしすぎる人たちもいる。一言でいえば、興奮したり、疲労したりしがちな人たちなのである。

つまり、この人たちは、脳を過剰に働かせてしまうことで、その結果、精神症状や身体症状を起こしてくるような人たちなので、その治療には、脳の神経の働きに対して、一定程度、**ブレーキをかけるような、**つまり、**その働きを抑えるような薬物**が有効である。脳の過剰な神経の働きに抑制的に働くということを、この人たちの主観的な体験から言えば、〝余計なことを考えない〟、〝些細なことが気にならない〟、〝あまり不安にならない〟、〝マイナスの方向にものを考えない〟といったことになる。そのような作用をもつものは、専門的に言えば、主にドーパミン系、部分的にノルアドレナリン系の神経伝達に対して軽く抑制的に働くような、抗精神病薬である。具体的には、スルピリド、ペルフェナジン、クロールプロマジン、レボメプロマジン、クエチアピン、アリピプラゾール等の薬物で、それらは、精神病に対して〝本格的〟に使われるような薬ではない。しかも、用量的にも、かなり〝少量〟で十分である。たとえば、スルピリドであれば、50〜150㎎、ペルフェナジンであれば、2〜4㎎、ク

ヒステリー型性格の人たちに対する薬物療法

薬物	用量	特に有効な症状
スルピリド	50〜150 mg	抑うつ症状
ペルフェナジン	2〜4(6)mg	イライラ感、気分変調
クロールプロマジン	12.5〜25(50) mg	不眠
レボメプロマジン	5〜15 mg	不眠、イライラ感
クエチアピン	12.5〜25(50) mg	不眠、焦燥感
アリピプラゾール	1.5〜3(6)mg	フラッシュバック

ロールプロマジンであれば、12・5〜25mg、クエチアピンであれば、12・5〜25mg、アリピプラゾールであれば、1・5〜6mgである。それぞれの薬の標的となる主な症状は、表の通りである。

また、それらの薬物は、軽度の興奮に対しても、鎮静的に働く可能性があるので、服用後、治療者から見ると、〝興奮したような顔つきがなくなった〟、〝より冷静になった〟、〝淡々とした感じになった〟といった印象を患者たちから受けることが多い。この〝冷静になる〟ということは、より認識（洞察）的な作業が必要とされるような精神療法にとっても、それが有利に働く可能性が高いということである。従って、精神療法を始めるのは、前述の薬物を患者が服用した後、具体的には、2〜4週間後以降の方が有効となる可能性が高くなる。

なお、これらの少量の抗精神病薬に、当初、不安・緊張を和らげたり、神経を鎮静したりするため、適宜、抗不安薬を追加すると症状改善に役立つことが多いと考えている。ちなみに、著者は、不安・緊張感が軽度で、副作用の眠気が強く出そうな人たちには、タンドスピロンクエン酸塩（セディール）を20〜30mg、不安・緊張感があり、多少イライラ感も見られるような人たちには、クロチアゼパム（リーゼ）を15mg、動悸や呼吸困難感やイライラ感の強い人たちには、クロキサゾラム（セパゾン）を３～６㎎、パニック障害と診断されるような人たちには、長時間型の抗不安剤であるロフラゼプ酸エチル（メイラックス）を１～２㎎、処方している。

「クスリのはなし」（第２章⑪）で述べたように、これらの抗不安薬は、患者に依存性を引き起こす可能性がある。従って、症状改善後、薬物の減量や中止を行う場合には、この抗不安薬から行うことが望ましい。一般に、前記の抗精神病薬は、薬物の減量や中止によりすぐに症状や状態が悪化するということは少ないので、患者は止めるのに抵抗感が少なく、薬物の減量や中止はより容易である。

ちなみに、抑うつ症状が見られるといった理由で、この性格の型の人たちに抗うつ薬である、ＳＳＲＩ（選択的セロトニン再取り込み阻害薬）を服用させた場合、副作用としての、嘔気・悪心、嘔吐などの消化器症状が起こる確率がはなはだ高い。このことは、ＳＳＲＩを服用しても、ほとんど消化器症状が見られない強迫型やパニック型の人たちとは好対照をなす。この現象を利用することで、逆に、性格の型を特定したり、修正したりすることができると考えている。

b　心理面でのアドバイス

さきに述べたように、ヒステリー型性格の人たちは、〝きちんとやらないと気が済まない〞とか、日々の予定をすべて決めた通りにこなそうとするといった性格傾向のため、日常の生活は、〝バタバタ〞とした、ゆとりのない生活にどうしてもなりやすい。また、まわりに気を使いすぎる傾向もある。このように、彼（女）らは過剰な気働きをしがちな人たちであり、それが神経の興奮や疲労を引き起こしてしまう。なので、まず日々の暮らし方については、**〝のんびり〞**、**〝ゆっくり〞**とした、**〝ゆとり〞**のある生活をすることが大切である。具体的には、〝やることが一つ終わったら必ず休憩する〞、〝ものごとが予定通りに進まなくても気にしない〞、〝睡眠を十分取る〞とかがアドバイスとなるだろう。

また、第2章で述べてきた提言の大方は、ヒステリー型の人たちに該当するものである。この人たちは、ものの見方や考え方の偏りやデメリットを直接指摘すれば、すぐに理解ができる程度に、自らのことを薄々知っている人たちである。だから、講話を説くことがもっとも有効な人たちである。

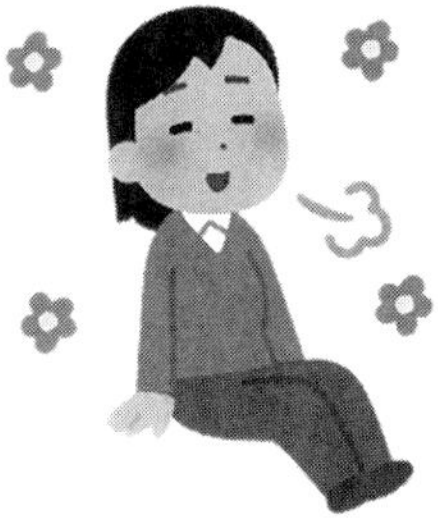

3 〝守り〟の強迫

(1) 強迫型性格とは

やや専門的な話になるが、著者が強迫型性格というものを考えるようになったのは、米国の精神分析医であるＬ・サルズマンの、『強迫パーソナリティ』(成田善弘、笠原嘉訳)[1]という本を読んだのがきっかけである。その本の内容を大雑把に述べると、次のようなものである。つまり、「無力さや寄る辺のなさから自らを守るため、自分やまわりの世界をコントロールすることによって自らが安全だと思い込む」といった心理的なメカニズムがあり、それは〝強迫的防衛〟と呼ばれる。それがうまくいくと、人は、〝安全と強さの幻想〟を取り込むことができる。そうした強迫的なパターンは、正常なものから、生活に障害を及ぼすものまでの、〝スペクトル〟(程度の差による段階的な分布)を形成するものである。それが基盤となって生じるものが、強迫神経症や抑うつや恐怖症などの疾患である。このように、強迫パーソナリティを基盤として様々な疾患が表れるといった彼のアイデアをもとに、彼とは違った観点からではあったが、著者は、強迫型性格といった概念を徐々に形作っていく。

笠原は、サルズマンの〝強迫スペクトラム〟といった表現にならい、一連の相互的に関連し合う性格学的系列を考え、それを〝強迫性格スペクトラム〟と呼んだ。[2] それには、制縛性格、敏感性格（クレッチマー）、神経質（森田）、受身的攻撃性格、強迫傾向をもった未熟な性格、執着気質（下田）、メランコリー親和型性格などの性格類型が含まれる。彼によれば、それらの性格には、強迫性格といった共通の要素がありながら、たとえば、メランコリー親和型性格では対他的配慮が見られるが、逆に、制縛性格では自己中心性が見られるなど、相違点もあるとしている。

また、神経性無食欲症や過食症といった摂食障害を長年研究していた下坂は、後年、〝摂食障害者は強迫的な性格（obsessional personality）の持ち主である〟と考え、〝摂食障害の症状それ自体、強迫性の表現とみなすことが可能である〟と述べている。[3] それについて彼の著作を引用してみよう。〝無食者の場合は、並外れた肥満嫌悪にとらわれ、きりなく痩せていくことによって安心、確実、達成、優越といった諸感覚を手に入れようとする。そのためには、食物の摂取量を過度に明瞭な意識を通して常に制限していかなければならない。食品のカロリー計算がたちどころになされ、日に何度となく体重計に乗ったり、鏡でやせをしばしば確認したりするのは当然と言わなければならない。痩せようとする努力の結果が、何キログラムという数字によってたちどころに明確に証明されること、自分が、自分の思い通りにならぬ自分を、唯一摂食という形で自在にコントロールできるというこの体験――これこそ強迫性格者の望む体験である――は、自我の脆い自己評価の低い――過大評価も併存しているが――彼らに、自分にも力があるという感覚を与えてくれる。これは大きな救いといえる。〃

以上のことから、著者は、強迫性障害、社会恐怖、古典的うつ病だけでなく、神経性無食欲症や神経性大食症の人たちをも強迫型性格をもつ可能性のある人たちと考え、著者なりの観点から、その性格傾向を明らかにすることを試みた。

(2) 強迫型性格をもつ人たちの特徴

a　気の小ささ

「あなたの性格で、〝気が小さいところ〟はありますか」といった問いに対して、この性格傾向の人たちは、一般的に、さほどのためらいもなく、「ある」と答える。具体的な〝気の小ささ〟についての中身は、人それぞれで

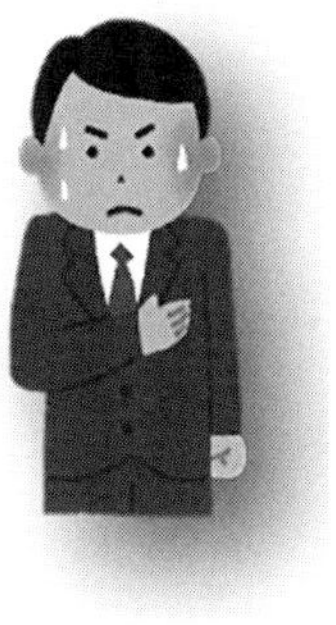

ある。たとえば、人前であがりやすいとか、小さいことを気にする、細かいことでも裏付けを取らないとだめ、怖い人を避ける、人から反感を買わないように気をつける、とかである。気の小ささというような性格傾向は、普通、その人の弱さに当たるようなことと思われるので、それを肯定することには多少抵抗がありそうであるが、この人たちはそれを直ちに認め、隠そうとはしない。かりに「ビビリ」といった言い方をしても、それをすんなり受け入れ、反発はしない。

ところで、この〝気の小ささ〟についての質問をヒステリー型性格の人たちにした場合はどうだろう。彼（女）らはもともと大胆であり、気の小ささを〝弱み〟として受け取る可能性が高いので、すぐに否定されたり、しばらく考え込まれたりすることが多い。

b　慎重さ、臆病さ

「新しく何かを始める時、とりあえず行動してみるのか、よく調べたり、じっくり考えたりしてから行動するのか」といった問いに対して、この性格傾向の人たちは、一般的に、後者だと答える。つまり、この人たちは、特に新しいこと、未知の分野に飛び込むことに、極めて慎重である。いわば、〝石橋を叩いて渡る〟ような人たちであり、敢えて火中の栗を拾おうとするような人たちではない。慎重なあまり、行動しないという選択をすることもあり、〝臆病〟でさえある。それは、何ごとにも、「やってみなければわからない、何も生まれない」と、多少のリスクがあっても積極果敢に〝大胆に〟行動するヒステリー型の人たちとは、好対照である。

この性格型の人たちの中に、精神科的な症状が起こってもなかなか受診しない人たちが多いのは、この慎重さ、臆病さからくるものではないかと考えている。精神科といった、多少訳のわからないような診療科で、〝どんな診断をされるのか〟、〝どんな薬を飲まされるのか〟が気がかりで、なかなか受診に踏み切れない。強迫症状や社会不安症状は、受診の、数年とか、十数年前からすでに始まっている。だが、実際に受診するのは、症状のため、自分が大事だと思っている生活の一部にかなりの支障が生じた時である。

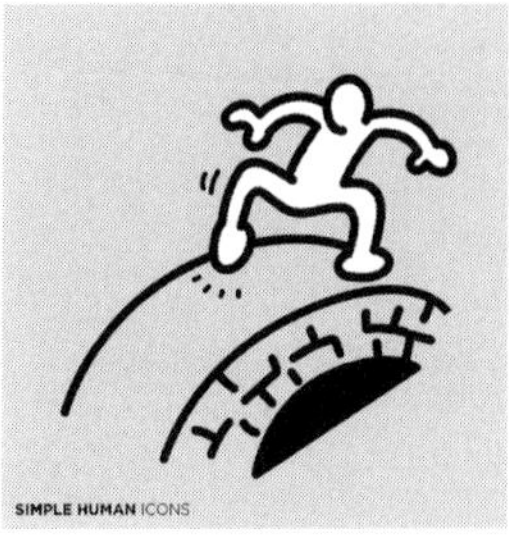

c　失敗を犯さないための、完璧さの追求

bと関連することだが、たとえば、仕事でも勉強でも、間違いや失敗を決して犯すこと

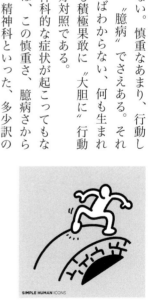

がないよう、ひどく慎重なところがある。このため、たとえば、仕事で提出する書類や郵送する物の中身に誤りがないか、何度も確認をする。書類でも、一字一句の細かいところまでも見直すなど、細かいことが気になってしまう。また、外出の時、戸締まりやガス栓を締めるのがきちんとできているのかを何度か確認する。だが、これが病的な水準になれば、〝確認強迫〟となる。また、神経性無食欲症の人たちの中には、何グラム単位で食べ物の重さを量らないと食事ができない人たちもいるという。完璧を期すところまで細かいことに拘泥してしまい、論文が提出できないでいる学生もいる。この人たちの完璧さへの追求は、失敗を恐れるところからきているので、言わば、後ろ向きの〝完璧さ〟であり、〝守り〟のためのものである。それは、達成感を求めて、完璧さに向かって突き進むような、〝攻め〟のヒステリー型の人たちとは、好対照をなすものである。

d　自分なりの生き方やあり方に対する固執

この性格傾向の人たちは、自分が〝あるべき〟だと考えているような、**〝内的世界〟**の事柄、たとえば、**〝自らの生き方やあり方〟**に対して、強いこだわりを示す。ただ、その理想像は、あくまで〝自ら〟のものであり、ヒステリー型の人たちのように、それを他の人に主張することも強要することもない。たとえば、あるうつ病の患者は、〝時間を無駄にしていると自分が怠けていると感じ、無意識に、「次は何をしなくちゃいけないか」と考える〞という。つまり、怠けることや人に甘えることは、彼（女）らのあり方としては、到底、受け入れがたいものであって、自らを厳しく律し、与えられた課題を完璧に成し遂げようとする。神経性無食欲症の人たちは、自分が痩せていることに対してのこだわりがある。社会恐怖の人たちには勝気な傾向があり、彼（女）らは、人前でも決して動揺をみせないような自分のあり方に対してこだわりを示す。ある対人恐怖症の人は、哲学の勉強に対するこだわりがあり、世捨て人のような生活をしていても、それを気にしない。

この強迫型性格の人たちは、先に述べたヒステリー型性格の人たちのように、自らの〝外の世界のものごと〞に対するこだわりはない。そのようなことは、ケースバイケースで変わるものだと、ある意味、合理的に考える。反面、このような自分なりの生き方やあり方に対してのこだわりは強く、それらの事柄に関しては、極めて〝**頑固**〞である。従って、まわりの忠告や助言があったとしても、すんなり自らの考えを変えることはない。ただ、彼（女）らは、基本、合理的な精神の持ち主であり、自らの現実を理解する能力は保たれているので、自分のこだわりが現実的なものではないことについては、ほぼ、わかってはいる。そのこだわりを変えようと思い始めるのは、そのこだわりのため、現実の生活の中で自分が大事だと考えている部分に大きな支障が及んだ時である。

e　自分のことが一番好き、自分のことが一番大事

dの項でも述べたように、この性格型の人たちの関心は**内向き**であり、多くは、〝**自分**〟のことに関心が向いている。だから、好きなものも、〝自分〟であり、大事なものも、〝自分〟ということになる。これは、ヒステリー型の人たちの関心が、多くは、外向きであり、他者に向きがちなことと、好対照をなす。たとえば、この性格型の人たちは、ヒステリー型の人たちのように、積極的に人の面倒をみたり、世話をしたりするということは少ない。だから、子育ては、楽しみというよりは、〝責務〟であり、負担でもある。古典的うつ病の母親がうつ状態に陥り、自殺への衝動に駆られた時に、〝子どものことを考えると死ねない〟といった葛藤をさほど見せずに、自死してしまうことも、人の世話に対する欲求の乏しさ、子どもへの愛着や執着の乏しさからくるのではないかと、著者は考えたりすることもある。

f　尊大さ

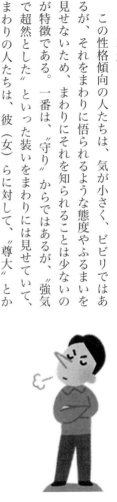

この性格傾向の人たちは、気が小さく、ビビリではあるが、それをまわりに悟られるような態度やふるまいを見せないため、まわりにそれを知られることは少ないのが特徴である。一番は、〝守り〟からではあるが、〝強気で超然とした〟といった装いをまわりには見せていて、まわりの人たちは、彼（女）らに対して、〝尊大〟とか〝傲慢〟、時には、〝気位が高い〟といった印象を受けることがある。

それは、気の小ささといった〝弱さ〟を覆い隠す〝鎧《よろい》〟のようなものでもあるともいえる。カニやエビなどの甲殻類が軟らかな身を守るため、甲殻といった鎧を着ているのに、それは似ている。

g　まわりの要請に応えること

この型の人たちは、相手が〝こうしたい〟など自らに対して望んでいることや、〝こうしてほしい〟など、相手から要請されていることに対して、それが余程のことでない限り、相手の求めに応じる傾向がある。このような傾向は〝意識的なもの〟ではなく、「つい、応じてしまう」といったようなもので、断るという選択は取らないことの方が多い。

たとえば、会合や宴会を開く場所について、自らがさほど望んでいないような所であっても、それに異を唱えることは少ない。一方、ヒステリー型の人たちであれば、その場所について自分なりの意見をもっていることが多く、いろいろと希望を出すことで、幹事を多少困らせるかもしれない。

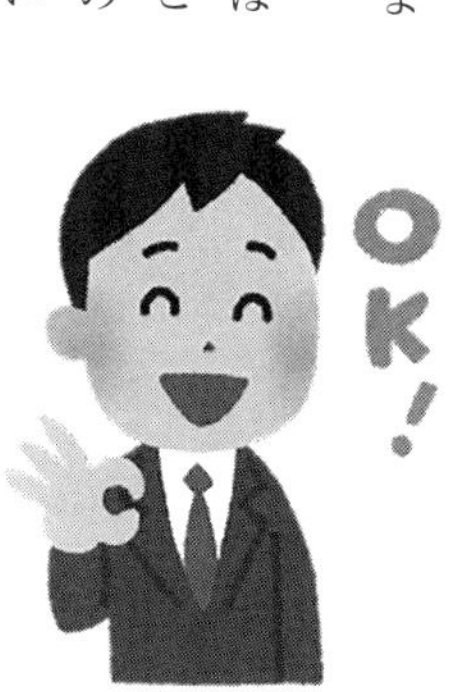

ちなみに強迫型の人は、子どもの頃から、家族や友人など、まわりの人たちの要請に沿うようなふるまいを続けていることで、自らのふるまいの〝自由度〟は狭まっていく。その結果、次第に、日々を〝生きる〟ことに負担を感じるようになる。この型の人たちの中には、〝希死念慮〟、つまり、「病気や事故で死ぬことがあっても構わない」という思いを抱く人は少なくない。

h　ルールを守ろうとすること

これも、気の小ささや慎重さの表れの一つであるが、この性格傾向の人たちは、ルールや規則を守らないことで起こるような、危険やトラブルや失敗といったものを恐れる。つまり、ルールを守らないことで、人の怒りを買ったり、人に後ろ指を指されたり、責任を追及されたりするような事態は極力避けようとする。そのため、ルールや規則を守ることに〝固執〟する。たとえば、校則など集団に対する規則やルール、あるいは、社会通念であるようなエチケットを守ったり、マニュアル通りに行動したり、説明書通りに製品を使用したりする。

さらに、余程のことがない限り、人との約束、仕事でのアポイント、店や宿の予約を変更したり取り消したりすることを避けようとする。これらも、人間間での一つのルールなので、彼（女）らはそれを守ろうとする。このことは、自分の都合で、あまり気にせず約束や予約の変更や取り消しをするヒステリー型の人たちの行動とは

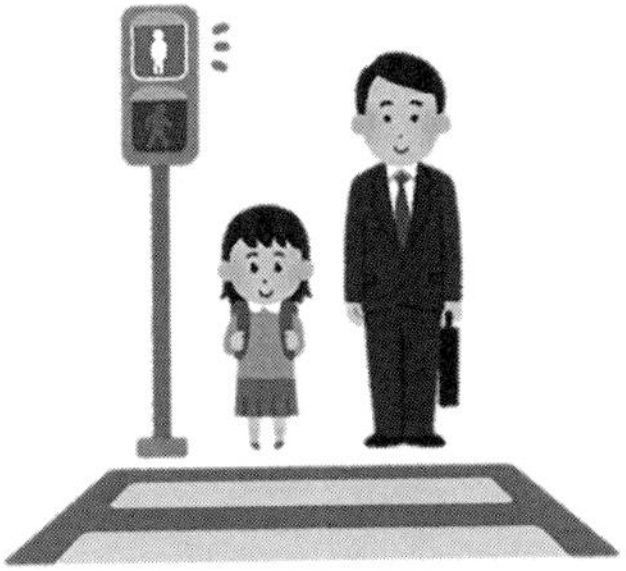

とても異なっている。

彼（女）らは、これらのルールや規則といった、ある意味での、〝**秩序**〟の中にいることで、それに護られており、安全で安心であると感じることができる。それを他人によって破られるといった体験は、彼（女）らに怒りや落ち込みを引き起こす可能性がある。この場合も、相手からの反感を買うことは避けたいので、その怒りは、その人に対して面と向かって表現されることはなく、その人を忌避するといった形で消極的に示されるかもしれない。

他方、ヒステリー型の人たちも、たとえば、エチケットやマナーなどの社会的なルールを守ることに固執することがある。だが、それらのこだわりは、〝……すべき〟といった自らの〝基準〟から生じているものである。それは、外界のあり様（秩序）を自らの基準をもとに形作ろうとするような、能動的、積極的なものであり、特に、身近な人たちには、その考えを強要するような、より攻撃的な様相を帯びている。

i　ものが捨てられないこと

このことでは、大人のＡＤＨＤ（注意欠陥多動性障害）の人たちが有名である。ＡＤＨ

Dの人たちは、一つのことに持続的に注意を向けられないため、片づけの作業がなかなか進まない。このため、部屋がものでいっぱいとなる。ところで、強迫型性格の人たちは、気の小ささからものが捨てられず、片づけができないといったことが問題となることがある。つまり、ものは一度捨ててしまえば、二度と自分の手には戻らないわけだから、後にそのものが必要になる事態が起きたとしても、その時は後の祭りということになり、それは彼（女）らにとって〝リスクを冒す〟事柄となる。だから、捨てることに対してとても慎重となり、結果、なかなかものが捨てられなくなってしまう。

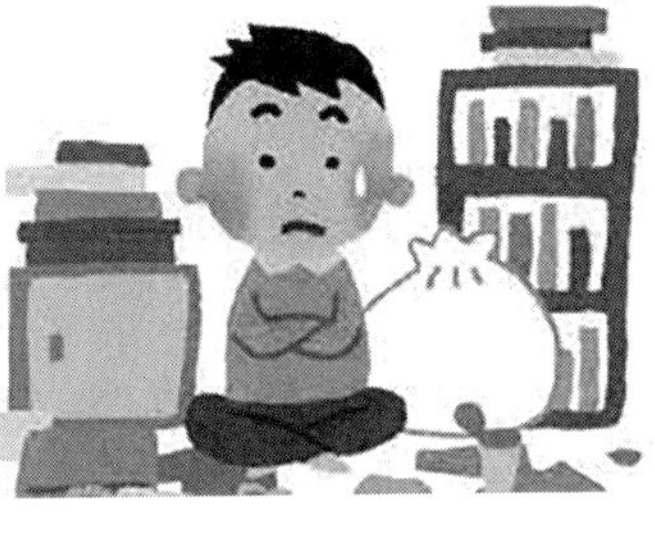

j　人からの怒りや反感を買うことを極力避けようとする傾向

これも気の小ささ、慎重さから派生する行動の一つであるのだが、対人関係において、間違っても人の怒りや反感を買うことがないように、常に、言葉やふるまいには慎重である。たとえば、理不尽なことを言うような上司に対して、決して不満や怒りを表に出すことはない。つまり、思ったことを言って、怒りの反応が返ってくる可能性のあるような相手には、決して言いたいことを言ったりはしないのである。さらに、人前では、他人についての悪口や批判になるようなことを言わないように心がける。

ただ、ごく身近な人たちで、彼（女）らが怒りを示しても〝安全〟であると思えるような人たちに対しては、この場合の例外であり、しかも、その態度の変化はとても極端に見える。ちなみに、神経性無食欲症の患者の場合、〝「誰からも後ろ指を指されまい」、「誰からも好かれたい」と思念〟するなど、〝過剰適応的で、対人恐怖気味ともいえる（他人に対する）対人態度は、親しい他者（身内）に対しては一変〟し、〝他者を支配しようとする傾向が露呈する〟と、下坂[3]は彼の著書の中で述べている。

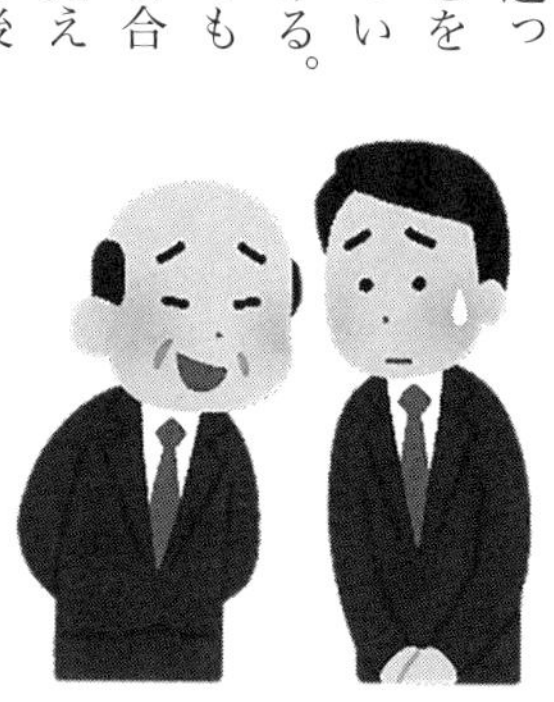

k　虫嫌い

虫というものは、不潔で、毒や害となるものをもつものもいて、また、予想できない動きで人に近づいたりする生き物である。そのような、言わば、得体の知れないものに対して、この性格傾向の人たちは、多少とも恐怖を抱くことがある。「たとえば、部屋の中に小さな虫がいた場合、殺したり外に出したりして取り除こうと思いますか、それとも、放っておきますか」といった質問で、そのことを明らかにできる。

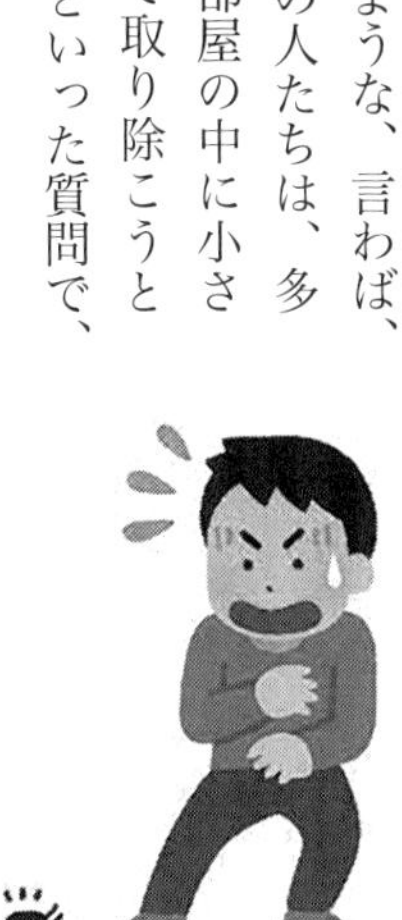

1　気の短さ

通常、「慎重で、冷静沈着」といった態度が目立つ、この性格型の人たちを見ていて、意外だと感じるかもしれないが、彼（女）らの中に、妙に〝せっかち〟で、〝気の短い〟ところのある人たちがいる。

たとえば、待ち合わせの時間が来ても相手が現れない場合に、ひどく落ち着きのない態度となる人たちがいる。たぶん、予定とは、彼（女）らの中では〝未定〟のものではなく〝確定〟された事柄であり、それが予定通りでなかったことへの不安感からくるものだからであろう。

また、すでに着手した事柄については、なるべく待たずに結果を求める傾向があり、やや〝拙速〟に事を運ぶことがある。

さらに、余程のことでなければ、何かを得るために、列に並んで待つといったことは、あまりしない人たちがいる。それは、彼（女）らがどうしても必要、あるいは、とても重要と感じるものごと以外については、「並んで待つ」という確実さに乏しい、〝宙ぶらりんな状態〟を避けたいからなのかもしれない。

m　人任せにできない

これも、気の小ささからであるが、将来、トラブルや危険に巻き込まれる可能性のあることについては、それを人任せにはせず、すべて自分でやるようにする。ただ、自分だけではできないこともあるので、それについては、ものごとのやり方を細かく人に指示するなど、細心の注意を払う傾向にある。

⑶ 強迫型性格の人たちに見られる精神障害

■ 強迫性障害

まず、性格型の名前の由来でもある、強迫性障害があげられる。その症状は、戸締まり、火の元、忘れものなど、怠ると危害や損害が及ぶことに対して何度も確認を繰り返すといった確認強迫、不潔と感じて何度も手などを洗うといった洗手強迫、〝自殺をするのではないか〟といった不吉な考えが浮かんでくるといった強迫観念などである。

【事例1】10歳台後半、男性、学生

受診2年前の4月頃から、家の扉等の鍵を締めたか、歩いている時に何か落としたのではないかと、何度も確認をするようになる。また、勉強中、教科書の内容が理解できているか不安で、同じところを何度も目を通すといった行為が始まる。X年6月、受験を控えていて、この症状が悪化し勉強ができなくなるのではないかが心配になり、自分の障害についてインターネットで調べた上、当院を受診する。初診時は、薬の服用に対して抵抗があるとのことで、認知行動療法について説明を行い、診察を終える。3週間後に、再び来院し、薬の希望があったため、フルボキサミン（ルボックス）を処方する。その後、前記の不安に対して、「まあ、いいや」、「……しなくても大丈夫」と感じることができるようになり、確認強迫は減ったとのことである。

■うつ病

強迫型性格に見られる疾患の代表格のものは、中程度から重度のうつ病であり、新しい診断基準ができる前から、〝うつ病〟と呼ばれている疾患である。

【事例2】50歳台前半、女性、公務員

仕事量が多いために毎日残業が続き、また、与えられた仕事自体にも不満があった。当院受診の少し前くらいから、億劫で仕事がなかなかはかどらない、仕事中もただボーッとしている時がある、家事全般へのやる気が起きない、寝つきが悪い、途中で目が覚める、などのうつ症状が始まる。

当院受診時に、塩酸セルトラリン（ジェイゾロフト）、スルピリド（ドグマチール）を処方する。比較的速やかに、気分が軽くなった、仕事や家事ができるようになって楽である、など症状は軽快する。その後、仕事でのトラブルのため、再びうつ状態となるが、アリピプラゾール（エビリファイ）の追加など薬を調整することで、症状は改善する。その後も、塩酸セルトラリンのみ服薬しているが、次第にその服薬量は減少している。

【事例3】50歳台前半、男性、会社員

当院受診の２年前、仕事のやり方をめぐって職場の後輩から責められた時、一時的に感情的となって自殺を考え、家族への遺書を書いたことがあるとのことである。

当院受診前の数カ月間は、毎日深夜までの残業が続き、疲労がピークに達していた状況の中で、朝仕事に行くのが億劫である、頭が働かない、イライラする、睡眠がとれず日中に眠くなる、といった症状が表れる。そんな時、２年前と同じような出来事があり、再び、衝動的に職場内の人のいないところで首をくくろうとするが、物音で我に返り、自殺を思いとどまる。

このため、かかりつけの内科医の紹介で当院を受診する。「仕事に支障が出る」という理由で、休養を取ることには同意が得られなかったが、納得してもらい、塩酸セルトラリン、スルピリド、アリピプラゾールなどの薬が処方される。たまたま患者に攻撃的な態度をとる後輩が異動になったこともあり、徐々に精神的な安定を取り戻し、仕事も順調にこなしているとのことである。その後、仕事のミスや他の部署の人からのクレームなどをきっかけに、一時的に情動が不安定となることもあるものの程度は軽く、仕事も順調にこなすなど、ほぼ普通に生活を送っている。薬については、スルピリドをやめているが、他の薬は継続中である。

▪社交（社会）恐怖

人前であがってしまったり、手が震えてしまったりするといった社会（社交）恐怖も、ほとんどがこの型の性格の人たちである。

【事例4】30歳台後半、男性

受診の数年前から人前で字を書くときに、手の震え、動悸、冷や汗があったが、最近、仕事で包丁をもつ時にも手が震えるようになったとのことで、当院を受診する。フルボキサミン（ルボックス）と、手の震えた時の頓用として塩酸アロチノロール（アルマール）を処方する。最終的に、フルボキサミンを一日量で75㎎を処方するが、手の震えを感じることもなく、その後は、頓用は服用していないとのことである。

■特定のものや状況に対する恐怖症

高所、閉所、動物など特定のものに対して恐怖感を示すような恐怖症も、この型の性格の人たちがほとんどを占める。

【事例5】40歳台後半、男性、学習塾講師、疾病恐怖

20歳台の頃、一時、営業職として就職をしたが、仕事がうまくいかず、退職をする。その後は、アルバイトなどで働きながら大学に通い、卒業をする。大学の教職を目指すものの、うまく職には就けず、非常勤の塾講師として働く。

父親が脳梗塞となった後から、「自分にも何か悪い病気があるのではないか」と不安で、検査で何もないとわかるまで、その不安が続く。このため、当院受診の4年前に、精神科を受診する。なお、戸締まりを何度も確認するとか、床線を踏むと悪いことが起きるのではないかといった強迫症状も一時あったとのことである。

当院受診後、塩酸セルトラリン（ジェイゾロフト）を処方し、不安感や恐怖感は薄らぐ。次第に仕事への意欲も高まり、少しずつではあるが、仕事の量も増えつつある。

■摂食障害

がりがりの状態にまで痩せることに固執する神経性食思不振症や、過食―嘔吐を繰り返す神経性過食（大食）症の人たちも、その多くがこの性格を備えている。

【事例6】30歳台前半、女性、神経性無食欲症、抑うつ状態

高校生の時にいきなり太り、このため、短大生の頃からダイエットを始め、15kgの減量をする。その後も、太るのが怖くて、痩せ気味の体型を維持しようとする。当院受診の1年半前に結婚し、夫の転勤に伴い実家のあるところから離れる。引越先には、友人も知人もおらず、孤独な日々を過ごしている中、情動の不安定さ（訳もなく泣くこと）、意欲減退、食欲不振、自殺念慮、自傷などの症状が表れ、当院受診の1年前に初めて精神科を受診する。受診時、身体は細く（BMI：16・2）、1カ月後には、さらに痩せる（14・9）。夫の転勤に伴い、再び引っ越しとなったため、当院に転院となる。当初、精神的に安定していたが、受診の2カ月後から、「一人でいることが寂しい」、「何もしてないと憂うつである」、「夫が家に戻ると泣いてしまう」といった訴えが始まる。このため、パロキセチン（パキシル）を追加投与したところ、その症状は劇的な改善を見せる。当院受診の1年後に、妊娠がわかり、薬は一時停止するが、再び、「妊娠で体重が増える」と怖くて泣いてしまったり、憂うつになったりしたため、フルボキサミン（ルボックス）を処方する。妊娠中、本人の体重は低いまま経過し、２０００gの子どもを帝王切開で出産する。この時から、薬は、塩酸セルトラリン（ジェイゾロフト）に切り替える。その後、育児のことで、いらいらして子どもに当たった後、自己嫌悪に陥るといったことが続いた。が、それも、子どもの成長に伴い、徐々に治まっていく。なお、痩せることへのこだわりはその後も続くものの、徐々に少なくなり、当院受診5年後の時点で、体重もやや低め（ＢＭＩ：16・2）ながら安定している。

⑷ 強迫型性格の人たちへの治療

a 薬の使い方

性格の特徴のところで述べたように、この型の人たちの性格傾向の主な特徴は、〝気の小ささ〟である。それが生活に支障を及ぼしていない限り、それは、病因とは言えないような、ただの属性である。ところが、この気の小ささが病的となった時、それは、不安とか、恐怖とか、過剰な心配へと姿を変え、さまざまな形の精神症状となって姿を現す可能性がある。たとえば、〝安全〟に対する過剰なこだわりによる行動は強迫的な行為となってしまうかもしれない。太ることへの恐怖は、限りなく痩せることへの追求につながる。人前で恥をかくことへの恐怖は、社交的な場面での過度の不安・緊張やその場面からの回避行動をもたらす。

従って、この気の小ささを多少とも是正するような薬物が、この型の人たちの症状の改善にとって基本的に有効となる可能性がある。それは、「II クスリのはなし」の中で述べたように、**選択的セロトニン再取り込み阻害薬（SSRI）**と呼ばれる抗うつ剤である。前記のケースで処方されている、フルボキサミン、塩酸セルトラリン、パロキセチンがSSRIに属する薬である。これらの薬は、この性格の人たちに対して〝気が大きくなる〟ように作用することで、不安や恐怖や過剰な心配というものを減らすようである。つまり、SSRIを服用することで、多少とも、〝何とかなるだろう〟とか、〝大丈夫だろう〟といった気持ちにさせてくれるのである。

あるうつ病のケースだが、翌日の授業が十分理解できるかについての不安や緊張のあまり、予習（前準備）をやっていないと授業に出られず、そのため、授業を休みがちとなっていたことがあった。これに対して、SSRI（塩酸セルトラリン）を少量処方したところ、ものごとに対する不安・緊張が減り、「その場その場で、よくも悪くも、いい加減（適当）になった」と述べ、授業も休まなくなった。また、広場恐怖のある強迫型性格のケースで、受診のたびに、自らの日常生活のことを微に入り細に入りすべて報告していたが、SSRIの服用を始めてからは、報告もあっさりとしたものになっている。また、夫からの本人へのかかわりが乏しいという理由から、「寂しい」とすすり泣いていたうつ病の事例では、同じく、塩酸セルトラリンを少量服用することで、「寂しさが消えた」とのことであり、不安や恐怖だけでなく、強迫型の性格の人たちの、〝寂しい〟といった感情にもSSRIは有効だと考えられる。

このSSRIが強迫型性格の人たちに対する主要な薬だが、うつ病の人たちは、他の疾患の人たちと異なり、仕事などで無理をしがちである。その疲れから、やる気や集中力などが下がってしまうため、それを改善するような、他の抗うつ剤の使用が一時的に必要となることもある。

b　心理的なアドバイス

すでに述べたように、彼（女）らの性格には、完全主義、〝白か黒か〟といった潔癖さ、過剰な心配性、悲観的傾向、などの性格上の偏りがある。それらが症状形成の一因となっているため、ものごとの考え方や行動の歪みを修正する、〝認知行動療法〟と呼ばれる精神療法が、彼(女)らの疾患に対して勧められている。ただ、この型の性格の人たちは、もともと、〝内省力〟のある人たちであり、自らの性格については、〝自覚的〟であることが多い。彼(女)らにとっては「すでに分かっていること」なので、本人に性格について説いたとしても、すぐにそれが、彼(女)らの認識を変えるものとはならない。その上、すでに述べたように、この型の性格の人たちには、ある種のこだわりがあり、それが合理的ではないと分かっているにもかかわらずなかなかそれを変えようとはしない、という傾向がある。つまり、意外と〝頑固〟なのである。

だからといって、彼(女)らの考え方の偏りを是正できないわけではない。認知行動療法を試みることで、それが自らの認知の歪みを改めて認識する機会となりうる。また、その認知の歪みについて機会があるごとに話題とすることで、徐々にではあっても、こだわりを緩めることができる可能性があると考えている。

【参考文献】

1）Salzman, L.: *The obsessional personality.* Sciene house. 1986.（成田善弘・笠原嘉訳『強迫パーソナリティ』みすず書房、東京、１９９８年）

2）笠原嘉「うつ病の病前性格について」笠原嘉編『躁うつ病の精神病理　1』61－86頁、弘文堂、１９９７年

3）下坂幸三『拒食と過食の心理』岩波書店、東京、１９９９年

４ 〝逃げ〟の回避型

(1) 回避型性格とは

診療所での外来による臨床を始めるようになってから、うつ症状や身体症状を訴えている人たちの中で、よくよく話を聞いてみると、その原因となるような、職場（学校）での何らかの精神的なストレスがあること、そのために、仕事（学校）を休みがちであることと、会社を休むための診断書を〝密かに〟求め来院していること等の特徴のある人たちと少なからず出会うようになった。通常の診断基準であれば、軽症うつ病とか、身体表現性

障害とか診断されるような事例ではあるが、以前には回避型抑うつ[1]と呼ばれていたような人たちであり、最近では、ディスチミア親和型うつ病[2]とか、現代型うつ病と呼ばれるような人たちである。〝職場での何らかの精神的なストレス〟の原因として、第一に、職場の上司や先輩等からの、積み重なる叱責や暴言やいじめがある。これには、明らかに、パワー・ハラスメントの概念に該当するようなものもあるが、そうとは言えないような程度のものもある。第二に、職場の異動転職に伴い、なかなか仕事に慣れず、作業がうまく進まないといったことがある。その人たちの性格傾向と、従来の診断基準の中にある回避（不安）性パーソナリティ障害の特徴との間に、多くの点で類似性があり、それらを参考にしながら、著者なりに、その人たちの性格の特徴を取り上げてみた。また、その人たちの中には、小学校や中学校や高校で不登校の経歴のある人たちもいて、学校や職場など、置かれた状況は違ってはいても、性格傾向といった同一の要因により症状が出現している可能性が高いと考えられる。そこで、新たに、回避型性格というものを設定し、それに基づき、患者の見立てや治療を考えてみようと思った。

　次に、その特徴について述べる。

(2) 回避型性格をもつ人たちの特徴

a　対人緊張が強いこと

最初に診察室に入ってきた時、とても緊張した表情をしていることが特徴的である。それは、診察を始め、会話が進んでいったとしてもなかなかゆるむことはない。患者に、〝対人場面で緊張するか〟といった質問をしてみると、ほぼ全員、それを肯定する。

たぶん、通常の出会いにおいても、初対面の場面では、ひどく緊張し、その緊張した表情は話を続けていても、なかなか緩まないと思われる。

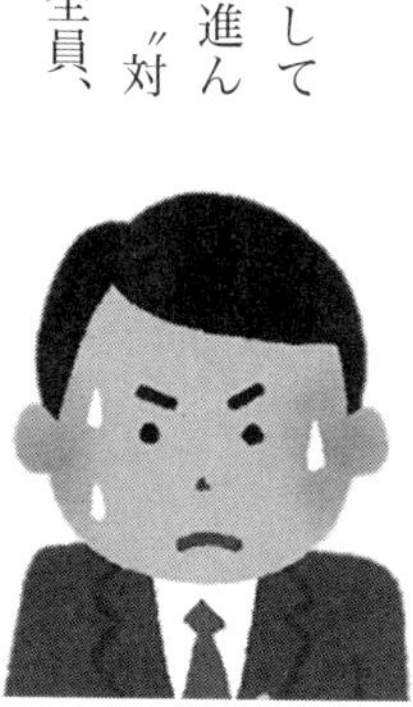

b　親しくない人たちの集団に溶け込むのが苦手であること

彼（女）らは、学校や職場といった集団の中で、大勢の人たちと馴染み、親しく交流するようなことは少なく、むしろ、孤立することの方が多い。「人の中に溶け込むのは得意ですか、苦手ですか」といった質問で、このことを明らかにすることができる。ちなみに、ヒステリー型性格の人たちは、〝人に嫌われたくない〟とか、〝人に好かれたい〟といった理由で、人に気を使う人たちである。それで、人疲れはするものの、多くの場合、人の中に溶け込むのは彼（女）らにとって得意なことであり、彼（女）らもそのように意識している。

c　本人に好意をもつような、少数の人間とのみ付き合うのを好むこと

前項のbを逆側から見たようなことであるが、彼（女）らに対して親しみを表してくる人たちには、接触をもつことを嫌がらない。学生時代でも、少数の、限られた友人がいることが多い。また、社会人であれば、面倒見のいい、親切な上司や先輩のいる職場では、彼（女）らは適応的であり、元来、真面目な性格なので、時には、そんなまわりの人たちに期待されて力を発揮する場合もある。広瀬[1)]は、逃避型抑うつの特徴の一つとして、〝認めてくれる上司のもとでは軽躁を思わせるほど張り切り、良い成果を上げることもある〟ことを挙げている。

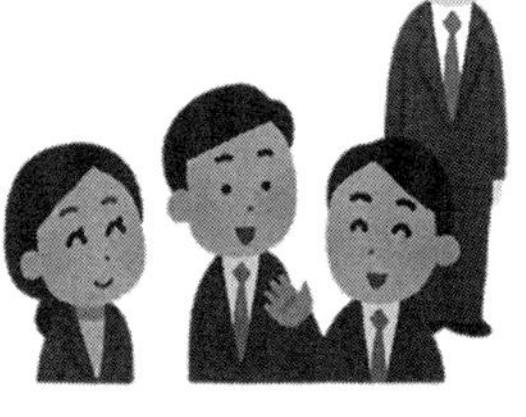

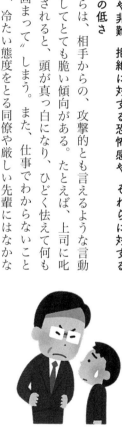

d　批判や非難、拒絶に対する恐怖感や、それらに対する耐性の低さ

彼（女）らは、相手からの、攻撃的とも言えるような言動や態度に対してとても脆い傾向がある。たとえば、上司に叱責や罵倒をされると、頭が真っ白になり、ひどく怯えて何も言えず、〝固まって〟しまう。また、仕事でわからないことがあっても、冷たい態度をとる同僚や厳しい先輩にはなかなかそれをたずねることができない。ある患者は、この特性に対して、〝打たれ弱い〟という言葉で形容している。

e　自分が行き詰まったところをまわりには見せようとはせず、表面上、何事もないような態度を装うこと（人に相談しないこと）

後に述べることだが、彼（女）らは、職場で行き詰まった状況に陥っていたとしても、なかなか、そのことを誰かに相談したり、そのことについての愚痴を人に話したりはしない。そのようにすることで、〝打たれ弱い〟とか、〝すぐに弱音を吐く〟といったような、

〝だめな人〟だとまわりに見られたり、そのようなレッテルを貼られたりするのが怖いのか、とても困った時でさえ、誰かに本音で話すことができない。話す勇気が持てないまま、結局、自らで問題を抱え込む結果となり、最終的には行き詰まってしまう。

診察の場面でも、この性格の型の人たちは、自らの症状については積極的に話すが、その原因、つまり、職場での人間関係がうまくいっていないことや仕事が進んでいないことについて〝自発的に〟話すことは少ない。著者があたりをつけて、職場状況について問うことによって、やっと、それらの話が引き出されてくる。

f　行き詰まった時、回避行動に走りやすい

前記のような職場での精神的なストレスに曝された時、職場に行くのが怖くて、職場近くまで行って引き返したり、朝起きられず、そのまま休んだりすることがたびたび見られる。回避という行動は、〝職場から〟、〝社会から〟、〝家族から〟と、段階的に進んでいく場合がある。回避できる場所がある時は、そこでとりあえずの精神的な安定を得ることができる。だが、たとえば、経済的にも行き詰まったり、家族にも見捨てられたりといったように、いよいよどこにも行き場がなくなったような場合、稀ではあるが、家族への暴力や

自殺といった事態が起こる可能性もある。

g　妙にプライドが高いこと

回避型の人たちの中には、明らかに社会生活がうまくいっていないにもかかわらず、〝自分には能力がある〟とか、〝やればできる〟という態度を示す患者がいる。また、彼(女)らには、〝実際以上〟に自分をよく見せようとする傾向が見られる。社会的ひきこもりの子どもの相談において、子どもに〝妙なプライド〟があることに同意する家族は少なくない。また、ある社会的ひきこもりの患者は、自分には「傲慢なところがある」と述べていた。

広瀬[1]も、回避型抑うつの患者の〝プライドの高さ〟について言及しており、「他人の前でとりつくろう姿勢がはっきりみられる」ような**「ええ恰好しい」**の人たちであり、「体面の維持に汲々とする守勢一方の弱気の要素が目立っている」と述べている。このことは、ｅの項で述べた特徴とも関連していることである。

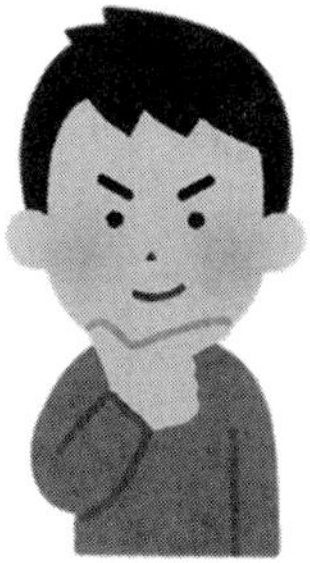

h　自分に自信がない

これまで述べてきたように、彼（女）らは、いまの自分以上に自分をよく見せようとする一方で、だめな自分は極力見せないようにする傾向が見られる。それは、彼（女）らの〝自信のなさ〟に由来するものと考えられる。

なぜなら、〝自信〟というものは、自らの「よいところ」も、「悪いところ」も、〝ありのままの自分〟を受け入れることで生まれるものであるが、彼（女）らには、それができていないからである。

ちなみに、診察時に、〝自信がない〟ことについて患者たちに質問すると、多くの場合、それを肯定する。

i　不登校歴がある

先にも述べたが、学校状況で、主に、人間関係上の精神的なストレスに曝された時、彼（女）らは学校状況から回避する。不登校歴のある人たちの中には、社会生活を始めた後も、精神的なストレスに出会うと精神症状や身体症状を起こしやすく、職場状況から撤退しがちな人たちがいる。

j　要領の悪さ

もっとも顕著なのは、人間関係で、〝うまく立ち回る〟のが下手である。ときには、お世辞を言ったり、上手に言い逃れをしたりすることも世渡りには多少とも必要なことであるが、彼（女）らはそれがうまくできない。よく言えば、真面目な性格である。

この性格の型の人たちの中に、仕事がすぐに理解できなかったり、仕事の覚えが悪かったり、仕事の手順を頭の中で形作ることが苦手だったり、仕事の優先順位が決められなかったりする人たちがいる。そのことで、仕事が遅かったり、仕事の要領が悪かったりするので、仕事の面で不適応気味になることもある。それは、〝一を聞いて十を知る〟ような、言わば、〝仕事のできる〟人たちとは正反対の人たちで、関西弁で言えば、〝どんくさい〟人たちである。それは、すでに述べたような対人関係上での困難さ、または、本人の知的な問題とは別個に存在する、一種の障害であるように思われる。

このように、仕事に慣れるのに時間がかかることで、二次的に、上司や同僚から批判を受けることになりがちとなる。もともと、打たれ弱い性格なので、それが精神的なストレスとなり、焦ったり落ち込んだりすることで、さらに、作業の効率が悪くなるといった悪循環を形作る可能性もある。

k　好きなことには、異常に熱中する

「好きなことに熱中する」のは、だれにもあることである。だが、この型の人は、仕事や勉強など多少嫌いでも不得手でもやらなければならないような、言わば**〝義務的〟**な事柄に比べ、好きなことや得意なことに対しては、異常なほど熱心である。好きなこととは、通常、**〝趣味的〟**と言えるような事柄だが、彼（女）ら、特にこの型の男性は、**〝オタク〟**と言えるような熱中の仕方をする。著者の知るところでは、彼（女）らは、どちらかと言うとインドア派で、たとえば、コミケと呼ばれる漫画の同人誌即売会を長年サポートしたり、パソコンの扱いや車のメカに極めて精通していたり、ラーメンなどを食べ歩いたりするなど、何かに〝はまって〟いる人たちがいる。多くの場合、その活動は集団によるものではなく、一人かごく少数の人たちとの活動である。

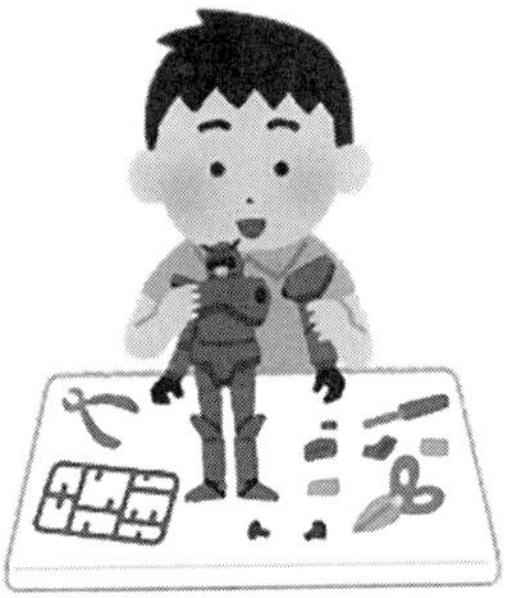

　これらのことは、日常の〝義務的〟な活動から一時的にでも自らを〝解放する〟ような、彼（女）ら特有のストレス解消法と考えられる。

(3) 回避型性格の人たちによく見られる疾患とその事例

■ 適応障害

そもそもの適応障害という診断名は、さまざまな精神的なストレスにより、うつ症状や身体症状や不安などが引き起こされる状態像に対して与えられる名称である。

ここでは、すでに述べたように、職場での人間関係や仕事がうまく進まないことでの精神的なストレスから、吐き気などの身体症状や集中力低下などのうつ症状が生じるような人たちが主である。

【事例1】30歳台後半、男性、公務員

当院受診の3年前に、仕事上の理由から抑うつ状態になったとのことである。その2年後に、地方から都内に転勤となるが、新規の事業のため、仕事は試行錯誤の連続である上、次第に水準の高い内容を要求されるようになる。ただ、「まわりは忙しそう」なので、わからないことについてなかなか人に聞けない。なんとか自分で期限内に答えを出すことを求められる状況で、めまいが起こる、深い思考ができない、仕事や人の話に集中ができないといった症状が表れ、当院を受診する。初診時、スルピリド（ドグマチール）、タンドスピロン酸塩（セディール）を処方する。1週間、仕事を休んだこともあり、症状は改善する。復帰後、上司から「仕事の仕方が独りよがりのところがあるのを直してほしい」と言われ、その後は、上司に相談しながら仕事を進めるようになる。だが、なお、まわりには仕事について相談をせずに、一人で抱え込む傾向が見られたので、主治医からそのことを指摘する。体調も良くなり、受診半年後に、タンドスピロン酸塩を中止する。だが、再び、負担の多い仕事に変わったところ、仕事への不安感や早朝覚醒があり、再び、タンドスピロン酸塩を追加する。その後は、仕事も淡々とこなし、比較的順調であったが、仕事で精神的なストレスがかかると、一時的に、めまい感が出現した。多少うまくいかないと仕事を先延ばしする傾向があるため、そのことについて上司に相談するように助言する。受診1年後には、仕事も順調で体調もいいとのことで、薬を減量する。

【事例2】20歳台前半、男性、会社員

入社1年目は、〝親切な〟先輩に指示されて仕事をやるような立場だったが、2年目からは、自ら考えて課題を進めることを求められるような仕事に就く。その仕事の中身をよく熟知しないまま仕事を続けていった結果、仕事がうまく進まず、そのことで上司に叱責されるようになる。それらのことが精神的なストレスとなり、集中力低下、憂うつ感、自己嫌悪、情緒不安定等の抑うつ症状が出現する。そのため、産業医の紹介で当院を受診する。スルピリド、クロチアゼパム（リーゼ）を処方した上で、〝仕事でわからないことをまわりに聞くこと〟、〝仕事上の悩みを上司等に相談すること〟などの助言を行う。同時に、産業医にもその助言と同様の内容の書面を送り、情報提供を行う。その後、この仕事の悩みについて初めて家族に打ち明け、また、職場で仕事について人に聞いたり、連絡したりすることが増えてきたとのことである。数カ月後から、上司の配慮で、多少厳しいが面倒見のいい先輩が本人の指導に付くことになる。その後、本人もがんばり、また、叱責されることにも多少慣れていったことで、精神的にも安定し、徐々に仕事も順調に進むようになる。このため、通院は中止となる。

その後、仕事や趣味の活動が多忙となったことでの精神的なストレスから、下痢と便秘を繰り返すようになり、受診の３年後に、再び当院を受診する。この時は、前記の薬の他、下痢に対する薬の処方を行い、その後、症状は軽快する。この時、〝打たれ弱い〟、〝嫌なことがあるとそれから逃げて後回しにする〟、〝怒られるのが嫌〟など、自らの性格についての内省的な発言も見られた。その後、通院は数カ月くらいの間隔で断続的に続いている。

■登校拒否、社会的ひきこもり

正式な病名ではないが、学校や社会状況からの回避行動に対して、一般的には、そのような用語で呼ばれている。先に述べたように、特に中学生の不登校や、成人の社会的ひきこもりの人たちの場合、彼（女）らは自ら進んで受診する人たちではないので、外来での治療の対象となるのは稀である。

■不安性パーソナリティ障害

ほぼ回避型性格と同じ特徴を持つ人たちである。ただ、純粋に、自らのパーソナリティを苦にして治療に訪れる人たちはいないので、これも外来での治療の対象とはなりにくい。

⑷ 回避型性格の人たちへの治療

⑶で、回避型性格の人たちによく見られる疾患を挙げてみたが、外来に来る人たちは、実質的には、適応障害の人たちである。登校拒否やひきこもりの人たちが自発的に受診することは、ほとんど皆無であり、その人たちを外来で治療する機会や経験はほとんどない。もっぱら、彼（女）らの家族からの相談を受けるのみである。

ａ　薬の使い方

この性格型の人たちに見られる適応障害の場合、主に、外部からの、〝環境由来〟の精神的なストレスにより、**〝過剰に神経を働かされている〟**といった状態があり、そのための神経の興奮と疲労により、身体症状や精神症状を起こしている可能性がある。ちなみに、ヒステリー型性格の人たちの場合は、環境由来の精神的なストレスだけでなく、たとえば、〝余計なことを考えたり気にしたり〟など、自らの性格由来の、過剰な気働きによっても、神経の興奮と疲労が起きている。どちらも神経の興奮と疲労により症状が起きていると考えられるので、この型の性格の人たちの適応障害に対して有効な薬物は、第一に、ヒステリー型の人たちと同様な類いの抗精神病薬であると考える。

この型の性格の人たちは、興奮することは稀で、不安感や焦燥感から、落ち込むような人たちの方が多いため、通常は、スルピリド（ドグマチール）が第一に選択すべき薬だと考える。それに、不安・緊張を和らげ、身体症状を改善するため、クロチアゼパム（リーゼ）などの抗不安剤を加えるとより効果的である。その処方だけでは、精神的な動揺や恐怖感が収まらない場合は、アリピプラゾール（エビリファイ）を１・５〜３㎎程度、追加することもある。

ちなみに、それらの薬は、環境からの精神的なストレスによる不安・緊張や、神経の興奮と消耗（疲労）を改善してくれることが期待できるので、その薬を服用した結果、身体的、精神的に〝楽になった〟といった実感を得ることができる。仕事場の人間関係が精神的なストレスになっている場合、まわりの人たちからの刺激が、〝あまり気にならなくなる〟ことでも、精神的に楽になったと感じるかもしれない。

b 心理的なアドバイス

イ うつ病と休養

回避型性格をもち、適応障害と診断されるような人たちの場合、たびたびうつ症状を訴えて受診することについては、すでに述べた。このため、彼（女）らが、「うつ病」と診断されてしまう可能性がある。だが、彼（女）らの適応障害と、「うつ病」とされているものとは、その性格上、まったく異なったものであり、当然、その治療のやり方も違ったものとなる。このため、先に、「うつ病」の人たちの受診態度や療養に対する考え方の特徴について簡単に述べておきたい。

「うつ病になったら、まずは、休養」といった考え方が、精神科医だけでなく、一般の人たちにも、従来から〝常識〟として共有されている。つまり、うつ病の人たちは責任感が強く、完ぺき主義の傾向がある上、まわりからの要請を断れない人たちなので、通常でも仕事などでの負担が過剰気味となりがちである。その上に負担が増えたり気落ちするような出来事が起こったりすることで、疲れ果ててしまい、うつ症状が表れる。だから、それからの回復のため、治療上、彼（女）らには休養を取らせる必要があるのである。

その考えはまったく理にかなったことなのであるが、外来でうつ病の人たちを診ていると、彼（女）らに休養を取らせるのは、そう簡単なことではない。まず、うつ病の人たちは、うつ症状があっても、早期から中期くらいまでは、それを〝病気〟として認識していないこともあり、休養や受診が必要だと思っていないことがある。かりに病気だと思っていても、そのことを家族や職場の人たちに訴えることが稀なので、まわりも病気のことを気づくことが難しい。だから、うつ病が重度になるまでは、自ら休養や受診を求めることもないし、また、まわりもそれを促すこともない。うつ症状で仕事ができなくなるなど、いよいよどうにもならない事態になって初めて受診を決める。服薬には同意しても、「まわりに悪いから」と休養をとることになかなか同意せず、度重なる医師や家族の説得により、渋々仕事を休むような人たちである。また、自殺を試みようとするなどの問題行動が現れ、初めてまわりが病気だと気づき、まわりの勧めにより、やっと休みを取ったり受診したりする。それが通常のことなのである。一言でいえば、うつ病の人たちは〝休養〟が必要なのにもかかわらず、なかなか〝休養〟を取ろうとしないような人たちなのである。

□ 回避型性格をもつ適応障害の人たち

冒頭で述べたように、軽度のうつ症状や身体症状を訴え、仕事を休むための診断書を求めて受診する人たちがいる。また、仕事を休んでいることで、会社から診断書の提出を求められ、仕方なく受診するような人たちもいる。よくよく聞いてみると、仕事を休む背景には、上司や同僚から受ける精神的なストレスや仕事がうまくいかないことによるプレッシャーがあることがわかる。

このような人たちに対して、うつ症状があるからという理由で休養を勧める医者も少なくない。また、職場の上司も、仕事を休むことを容認する。ところが、休養によっても、症状はなかなか改善せず、かりによくなって仕事に復帰したとしても、すぐに具合が悪くなって、再び休み始める。そのようなことを繰り返すことで、次第に、病は〝慢性化〟、〝長期化〟していく。つまり、この人たちは、少なくとも長い〝休養〟を必要としないばかりでなく、〝休養〟を取ることがかえって事態を悪化させることになるような人たちなのである。

このことは、のちに詳しく述べる。

八　心理的な援助の原則

この型の性格をもつ適応障害の人たちに対する精神療法的なアプローチの原則は、〝**彼（女）らが置かれている状況からなるべく逃げず、その状況の中で、何とか、直面する問題の解決を試みるように働きかけること**〟である。

〝逃避〟といった行動パターンは、この型の性格の人たちにとり、精神的ストレス状況における特徴的な行動パターンなので、それをしないようにと言われても、この人たちは困ってしまうかもしれない。実際、その説得が功を奏さないこともあり、その結果、彼（女）らは本来的な治療のレールからはずれてしまう。特に、一旦、医療機関から診断書をもらい、すでに1〜2カ月くらい職場を休んだことで「楽になった」と感じているような人たちの場合には、その説得に難色を示す。すぐに職場に復帰することは、以前の精神的なストレスの渦中に引き戻されることを意味しているわけだからである。

それでも、仕事を休み続けるのを是としないのは、それによって問題が解決される可能性がかなり低いと考えられるからである。

たとえば、職場での精神的なストレスから、比較的、長期に仕事を休むような場合を考えてみる。

二　慢性化・長期化のプロセス

このような場合、仕事を休むことは、職場での人間関係や仕事による精神的なプレッシャーといった〝**現実からの逃避**〟として働くと考えられる。従って、休むことによって、一時的には、患者は精神的なストレスから解放され、当然、精神的にはかなり楽になる。

だが、休み始めた当初は精神的に安定していたとしても、仕事への復帰を考えた時、または、それが近づいた時、不安・緊張が強まり、再び休む前の身体症状が起こったり、不安や落ち込みなどの精神症状が再燃したりする可能性がある。このため、なかなか職場復帰に至らず、いたずらに時間を浪費するようなことになりかねない。

かりに何とか復帰できたとしても、職場に行く途中や職場に着いた後、動悸や嘔吐が起こり、仕事ができなくなるといった事態が起こりうる。また、職場に復帰した後しばらくは何とか仕事を続けていたとしても、ふたたび上司からの叱責や同僚からの無視に遭ったり、仕事がうまく進まないような状態になったりすると、次第に、休む以前の症状が再び表れ、結果、再度仕事を休むことになる場合もある。

短期的に復帰が可能となったような場合には問題はないが、自宅療養が長期になってくると、次第に社会から取り残されたような心理状態となったり、世間体から家にひきこもりがちとなることでストレスが溜まってきたり、家族の焦りが精神的にプレッシャーとなったりすることで、二次的に、抑うつ的となるような場合もある。

さらに休養が長期に及ぶと、たとえば、職場でリストラの対象者として〝肩たたき〟に遭ったり、規定の休職期間が終わってしまうことで退職に追い込まれたりするかもしれない。

また、かりに復帰することになったとしても、最近では、すぐに元の仕事に戻してくれる会社は少なくなった。産業医や産業カウンセラーの指示という形はとるものの、実際は、会社の人事担当者の指示で、〝復帰プログラム〟などと称するような形での復帰訓練を強いられる。つまり、自宅での生活のリズムを整える訓練から始まって、出社訓練、（段階的な）短時間勤務訓練へと、数カ月にわたるようなプログラムが課され、それを経ないと本格的に復帰ができない。復帰できるような精神状態にありながら、宙ぶらりんな状態で、他の同僚からも疎外されるような状況に置かれることで、次第に復帰訓練自体が精神的なストレスになることも少なくない。

ところで、かりに、長期に休んだ後に、何とか、職場や学校などに復帰ができた場合ではどうだろう。その場合も、その後、似たような、精神的に強いストレスを感じる状況に出会えば、再び、症状の再燃が起こる可能性が高いと考えられる。つまり、〝打たれ弱い〟といった傾向はあまり変わっていないからである。

ホ　本格的な心理的援助の方法

患者が職場などのストレス状況から逃げずに、そこにとどまることを受け入れた場合、その時、初めて、治療的な試みを始めることが可能となる。

たとえば、職場の上司や同僚から強い叱責や非難が繰り返されるような場合、次のような対策が役立つ可能性がある。一つは、〝表向き〟は、彼（女）らの言うことを受け入れる態度を取るが、〝裏〟では、言われたことを部分的に無視したり聞き流したりするなど、〝裏表〟を使い分けることである。二つ目は、彼（女）らに対する、〝不満な態度〟も、また、〝怯えるような態度〟も相手には決して見せないで、彼（女）らの前では、〝淡々とした〟態度でいることである。三つ目は、仕事上必要な時以外は、なるべく接触を避け、さりげなく距離を取ることである。四つ目は、溜まった鬱憤などは、愚痴として誰かに聞いてもらうことである。それらは一種の処世術であり、彼（女）らに対して**〝うまく立ち回る〟**方法である。

ところで、この人たちの中には叱責されるのは、仕事がうまくできないなど自分に何らかの落ち度があるからだと思い込み、「理不尽な要求をしたり強圧的な態度をとったりする人たちが問題である」といった認識を持っていない場合もある。表立っては言えないだけで、このような上司や同僚に対して批判的な考えを持つ人は、結構いるものである。彼（女）らに対する評価を、ごく身近な同僚にこっそりと聞いてみると、そのことが明らかになる。それがわかれば、「みんなも自分と同じように見ている」ことを知ることで、多少とも安心感を抱くことができる。また、問題は自分側にあるのではなく、彼（女）らにあることに気づくことができる。そうすれば、彼（女）らに対してうまく立ち回ることの必要性をより理解できるようになる。

また、たとえば、新しい職場に異動になったため、慣れない仕事で、仕事がうまく進まないような場合には、次のような対策が役立つ。一つには、仕事がうまくいっていないことについて、率直に職場の上司に〝**相談をする**〟ことである。二つ目は、遠慮せず、恐れず、分からないことは同僚などに必ず〝**聞く**〟ようにすることである。三つ目は、悩みを愚痴として**誰かに聞いてもらう**ことで、多少でもそれを軽減することなどである。そのような対策以外に、必要な場合は、会社の産業医宛てに、〝仕事に慣れるまでの一定期間、教育係をつけるなど、サポートを必要とする〟といった趣旨の意見書を主治医に書いてもらうことが役に立つ。

　いずれの対策も、本人の性格傾向からすれば、通常の行動パターンとは反するものであるので、彼（女）らにとっては、多少の困難を伴う場合もある。だが、職場状況や仕事に慣れ、職場で生き残るためには必要なことである。対策が実行され、それが功を奏し、その結果、精神的なストレスが軽減される経験をすると、その後は、そうした対処法を自ら取ることができるようになる。

　以上は、回避型性格の人たちの中でも、主に〝適応障害〟といった診断ができるようなケースに対する提言である。しかしながら、この提言ができるのは、逃避的行動をまだ始めていないか、または、始めて間もない人たちである。一方、社会的なひきこもりや不登校の人たちのように、すでに、逃避的行動を始めてからかなり時間のたっているような人たちは、そもそも受診をする気持ちが乏しく、自ら受診することは稀である。このようなケースは、むしろ、家族の方が困っており、子どものことを心配する親たちが相談機関等を訪れる。その家族相談を通して、「子どもに何が起こっているのか」を家族が十分理解し、その理解に基づき、時間をかけ、子どもと正面からかかわっていくことが重要であると考える。即効性を求める安直な対策は、かえって後に禍根を残す場合も少なくない。

【参考文献】

1）広瀬徹也「『逃避うつ』について」宮本忠雄編『躁うつ病の精神病理　2』弘文堂、東京、１９７７年
2）樽味伸「うつ病の社会文化的試論」『日本社会精神医学会雑誌』第13巻、１２９－１３６頁、２００５年

5 性格と配偶者選択

(1) うまくいくカップルの組み合わせ

外来診察でさまざまな患者を見ていると、その配偶者選択にある種の傾向があると考えるようになった。たとえば、ヒステリー型性格の人たちの配偶者には、強迫型や回避型の性格をもつ人たちが少なくないように思える。

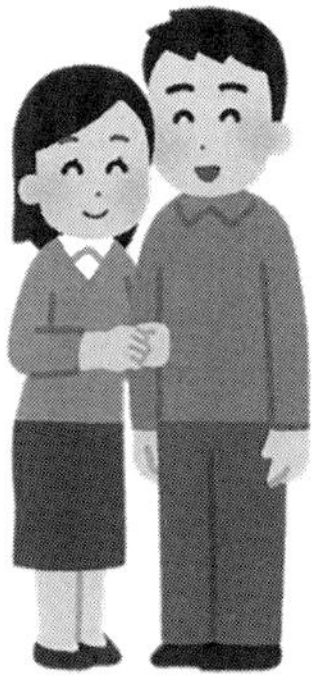

ヒステリー型の人たちが、強迫型や回避型の人たちを配偶者として選ぶ傾向がある理由としては、次のことが考えられる。すでに述べたように、ヒステリー型性格の人たちには、〝～すべき〟とか、〝～あるべき〟とか、〝～の方が正しい〟といった考え方や基準があり、〝他人〟にはそれをあまり強要しないが、〝身内〟に対してはそれを押しつけてくる。この場合、強迫型や回避型の配偶者には、ものごとに対する強いこだわりはなく、攻撃的な相手と事を構えるのは避けたいので、あえて反論することはない。言い換えれば、この組み合わせの場合、ヒステリー型の配偶者が意見を言ったとしても、衝突することが少なく、言い分が通りやすいのである。それが、強迫型や回避型の配偶者と一緒に暮らす上で、彼

（女）らにとって精神的に楽なところである。

　また、自分の外部のことにあまり関心がなく、社交を苦手としている強迫型の配偶者にとって、外向型であるヒステリー型の配偶者は近所づき合いなどの世事に対処してくれる、とても助かる存在である。また、対人緊張が強く、自信のない回避型の人たちにとって、ヒステリー型の配偶者は、大勢の人の中に溶け込めたり、交渉ごとに長けていたりする点で、頼りになる存在であるのかもしれない。つまり、ヒステリー型の人たちと、強迫型や回避型であるその配偶者とは、生活上の細々としたことで衝突をすることが少なく、かつ、欠点を補完するような間柄であり、無意識的ではあるが、それが配偶者の選択に結びついている可能性がある。

⑵ うまくいかないカップルの組み合わせ

　ちなみに、ヒステリー型性格の男女が出会い、相手の容姿が自分の好みであったり、自分が困っている時に優しくされたりすると、つい恋に落ちてしまうこともあるかもしれない。その結果、二人が結ばれることもあるだろう。その場合、結婚当初は、生活の仕方やものの考え方の点で一致することが多く、言わば、気の合う、〝似た者同士〟という関係で、二人がうまくいく可能性もある。だが、日常生活を送る中で、些細なものの考え方や基準が異なるといったことが生じた場合、互いにそのこだわりを譲ることができないため、衝突を繰り返したり、一方の配偶者がひたすら我慢を強いられたりするようになる。言わば、〝プラス〟と〝プラス〟がぶつかってしまうようなケースである。このような場合、家庭内別居や離婚に発展することも少なくない。

　戦前に育った人たちは、見合いや親の決める形での結婚というものが一般的だったので、このような、ヒステリー型性格同士の結婚というケースも少なくなかったように思える。当然、日常生活の些細なことで喧嘩を繰り返すことになるが、離婚には周囲の反対もあり、また、離婚に否定的な戦前の価値観をもつ本人たちも離婚には抵抗感があるので、延々と諍いを続けながら、連れ添っていくことになる。

　他方、戦後生まれの人たちは、ある程度のつき合う期間を経た上で結婚したり、近年では、同棲期間を設けた後に結婚したりするケースが増えており、結婚後、二人の関係がう

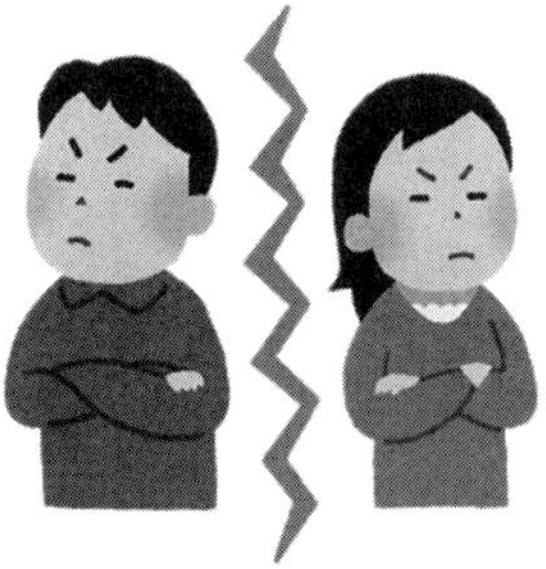

まくいくのかが予測しやすい。そのためなのか、ヒステリー型性格同士の結婚はより少なくなっているような気がする。もちろん、戦後生まれの人たちは、本人やまわりの人たちの離婚に対する抵抗感はより少なくなっている。従って、ヒステリー型性格同士でなくても、経済的な問題や不倫などの不貞が理由となった離婚は、近年、増えつつある。

(3) 友人、仕事上の仲間、家族の場合

ところで、この関係は配偶者だけでなく、友人や家族の場合にも当てはまることがある。ヒステリー型性格である友人二人は波長が合い、うまくいっている時は、とても仲がいい。だが、一旦、ささいな意見の相違で対立が起こると、互いに自らの考えをなかなか曲げようとはしないため、時に、修復が困難となるところまで関係が悪化することもある。このため、交友関係が長い間続くことは稀である。一方、ヒステリー型の人と強迫型の人との交友関係は、前述の配偶者の場合のように、決定的な対立が少なく、かつ、補完的な関係となりうるので、友人としての関係が長続きし、〝**親友**〟といった関係になりやすいと思われる。

ちなみに、仕事上で二人がペアを組むような場合も同様である。著者は、英会話の勉強

のため、SNSなどで利用できる英会話番組を聞く機会があるが、その番組のホスト役の二人の個人的な話などから見て、彼(女)らの一方がヒステリー型で、もう片方が強迫型の人であることがうかがわれる。多分、漫才のコンビも、それが長く続く場合、同じような組み合わせではないかと考えられる。

また、親と成人した子どもが同居をするケースだと、両者がヒステリー型性格の場合、互いの強いこだわりのため、生活上の些細なことで衝突が起こる。その時、折れるということが互いにないため、争いが続いていくこととなる。このため、一方が他方を追い出したり、どちらかが家を出ていったりといった事態に発展することもある。

(4) 発達障害の人たちと、その配偶者・子ども

稀ではあるが、ヒステリー型性格の女性が、軽度の自閉症スペクトラム障害(アスペルガー障害)をもつ人たちを配偶者として選ぶような場合がある。ヒステリー型の女性たちにとって、交際期間におけるこの配偶者は、素直で、優しく、自分の言うことを何でも聞いてくれるような相手であった可能性がある。一方、自閉症スペクトラム障害の人たちにとっても、他人とのコミュニケーションの能力に長け、外部との交渉をてきぱきと処理し

てくれる点で、ヒステリー型性格の配偶者は頼りになる存在であったのではなかったのか。

ただ、一緒に暮らし始め、次第に、自閉症スペクトラム障害の人たちの、〝宇宙人〟的とも言える、話や気持ちの〝通じなさ〟が明らかになるにつれ、ヒステリー型の配偶者は、一緒に暮らすことに苦痛を感じ始め、不満を抱くようになる。子どもたちも、特に思春期になると、父親の、あまりの〝通じなさ〟に嫌気がさし、父親とは距離を置くようになる。

結果、自閉症スペクトラム障害の父親は、家族の中で孤立することになるのである。

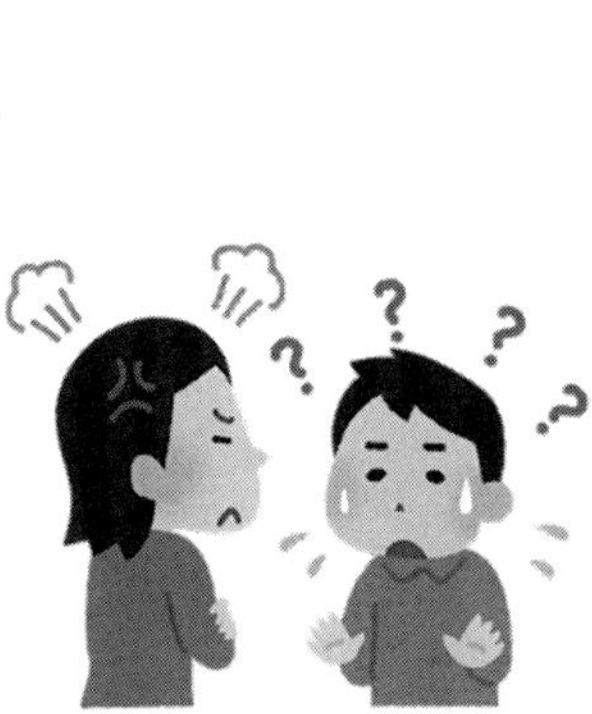

おわりに

この本は、著者の〝終活〟の一環として書かれたものである。

と言うのも、著者は、四十数年もの間、精神科の臨床に携わってきたが、近年、とみに老いを自覚するようになってから、精神科医としての〝店じまい〟を考えるようになった。ところで、その店じまいをする時に、現在、通院をしているすべての患者たちも、〝患者をやめること〟ができれば、何の問題もなく、また、心置きなく店じまいができるはずである。ところが、それは容易なことではないと実感をした。そうなるには、第一に、患者への薬の処方が必要なくなり、さらに、患者が薬以外の方法で問題を解決できるようになることが必要となるからである。

そこで、まず、薬を減量・中止するための試みを始めたのだが、それは簡単なことではなかった。私の怠慢もあり、患者は薬を使うことに慣れ切ってしまっていたからである。つまり、薬に依存していたのである。そこで、著者は、患者に「薬は減らしてみないと、本当に必要かどうかわからない」、「ただ、無駄に飲んでいるだけかもしれない」と説き、薬を減量してみるように促したのである。

同時に、薬以外の方法としての、問題に対する心理的な対処法も、診療の中で多用するようになった。ただ患者の話を聴くだけでなく、著者の方から〝講話〟めいた話を積極的に患者に説くことで、患者のもつ様々なこころの問題を解消しようと試みた。

そのような試みが、この本の中で語られていることのすべてである。

残念ながら、著者の店じまいは途半ばである。だが、少しずつ、その努力は実りつつあると実感をしている。今後も、それを続けたいと考えている。

この店じまいのための私の対処法が、こころの健康に悩みや問題をもつ人たちにも役立つことを心から望んでやまない。

それをもって、終わりの言葉としたい。

最後に、言葉のみでは、読み続けるのが辛くなると考えたので、挿絵を多用させていただいた。その多くが、「いらすとや」というネットのサイトからの素材を利用している。質の高いイラストにもかかわらず、自由に利用できるのは大変ありがたいものであった。その「いらすとや」を運営されている方に、心から感謝を表したい。

また、この本を出版するにあたり、出版社選びで迷い、一旦、出版を断念するといった経緯があった。その後、東京図書出版に出版を依頼することになったが、出版のプロセスにおけるきめ細かい心遣い、子細にわたる丁寧なサポートを受けるに至って、〃いい出版社を選べた〃と確信ができ、安心して出版を委ねる気持ちとなれた。東京図書出版の皆様に心からの感謝をしたい。

TTS新書

志村　宗生（しむら　むねお）

1950年生まれ
1976年　長崎大学卒業
同　年　順天堂大学医学部　精神神経科にて研修
1979年　市原鶴岡病院（千葉県市原市）勤務
1986年　同病院院長就任
1988年　「家族のための心の相談室」を共同設立
1994年　カルガリー大学（カナダ）にて家族療法を研修
1995年　にしちば心和クリニック開設
現在　にしちば心和クリニック所長

ことばのクスリ

—薬に代わるこころのケア—

2023年11月10日　初版第１刷発行

著　者　志村宗生
発行者　中田典昭
発行所　東京図書出版
発行発売　株式会社 リフレ出版
〒112-0001　東京都文京区白山 5-4-1-2F
電話 (03)6772-7906　FAX 0120-41-8080
印　刷　株式会社 ブレイン

ISBN978-4-86641-670-0 C0295
Printed in Japan 2023